图解
实用护理技术

（供护理、助产专业使用）

主　审　蒋淑昆　龙雨霏　董　丽　田　莹　杨明莹　毕怀梅
　　　　李保刚　蔡德芳　卢玉林
主　编　周　璇　陶冬艳　戚　蓉
副主编　高梦婷　李志勇　杨丽萍　刘小艳　崔水峰　李多琼
编　者（按姓氏汉语拼音排序）
　　　　李　丽　李露瑶　马丽亚　戚贵华　沈　秋　徐　蓉
　　　　杨安玲　杨荣双　张慧家　周　娟

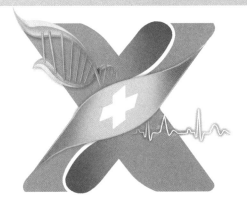

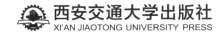

西安交通大学出版社
XI'AN JIAOTONG UNIVERSITY PRESS

图书在版编目（CIP）数据

图解实用护理技术 / 周璇，陶冬艳，戚蓉主编 . —
西安：西安交通大学出版社，2022.8（2023.8重印）

ISBN 978-7-5693-2683-3

Ⅰ. ①图… Ⅱ. ①周… ②陶… ③戚… Ⅲ. ①护理学
—图解 Ⅳ. ① R47-64

中国版本图书馆 CIP 数据核字（2022）第 118568 号

书　　名	图解实用护理技术
主　　编	周　璇　陶冬艳　戚　蓉
责任编辑	李　晶
责任校对	秦金霞
装帧设计	伍　胜

出版发行	西安交通大学出版社
	（西安市兴庆南路 1 号　邮政编码 710048）
网　　址	http://www.xjtupress.com
电　　话	（029）82668357　82667874（市场营销中心）
	（029）82668315（总编办）
传　　真	（029）82668280
印　　刷	陕西思维印务有限公司

开　　本	889 mm×1194 mm　1/16　印张　7.5　字数　271 千字
版次印次	2022 年 8 月第 1 版　2023 年 8 月第 2 次印刷
书　　号	ISBN 978-7-5693-2683-3
定　　价	42.00 元

读者购书、书店添货，如发现印装质量问题，请与本社市场营销中心联系。
订购热线：（029）82665248　（029）82667874
投稿热线：（029）82668226

前言

护理学是一门实践性、应用性很强的学科。随着医学科学的飞速发展和护理内涵的不断拓展，临床护理实践也发生了深刻变化。为适应我国护理专业日新月异的发展形势，满足高素质技术技能人才的教育需求，落实《国家职业教育改革实施方案》的相关要求，结合护理职业岗位和学生特点，我们组织了 4 家三甲医院的 7 名临床护理专家与学校 28 名护理专业教师组成编写团队，共同编写了《图解实用护理技术》教材，供护理、助产专业学生学习使用。

本教材参考《临床 50 项护理技术操作指南》，结合临床规培护士 27 项操作，将护理技能实训整合为基础技能篇和专科技能篇，共计 32 项操作，本着"需用为准，够用为度，实用为先"的原则，根据学生认知规律，采用图文并茂的流程图使操作流程简单化、系统化、结构化。

本教材突出以人为本的理念，融入情景案例，引导学生将各种常用的护理技术操作正确运用于不同病例中，操作过程中注重学生人文素养、临床思维判断能力、应变能力，以及工作的计划性、条理性的培养，充分体现护理工作的整体性与人文性。

本教材在内容编排上，具有以下特点：理论紧密结合临床，与岗位"零距离"接口，充分体现校院协同育人；教材贴近临床工作实际，使内容既能满足当前护理教学工作的需求，又能体现护理学作为一级学科的专业新进展；紧跟学科前言，注重知识拓展，有助于学生对相关内容的理解。在版面设计上，考虑护理技能实践的特点，配有插图、操作视频，融入信息化资源，便于学生自学、复习和拓展知识。

本教材用于学生实训技能达标的过程性评价，也可作为学生实习前技能达标考核依据。具体考核及达标要求如下。

1. 校内常规实训教学阶段：校内常规实训教学过程中对单项技能操作采用随堂考，考核教师严格执行评分标准，要求学生各项目技能逐项过关。每项目操作总分为 100 分，60 分合格，不合格者安排一次补考，补考不合格者不能参加期末理论考试，所涉及课程成绩计为"0"。

2.实习前：学生进入临床实习前，对学生开展综合护理技能强化训练，采用客观结构化临床考核，由护理行业专家和校内教师共同参与设计模拟病例，对学生各项护理操作技能进行综合评价考核，严格执行达标考核制度，未达标的学生安排一次补考，补考不合格者不能进入毕业实习环节。

感谢所有参与本教材编写的护理专家及教师！

目 录

上篇

基础技能

项目一　无菌技术

无菌技术是指在医疗护理过程中，防止一切微生物侵入人体或防止无菌物品、无菌区域及无菌溶液被污染的技术。

无菌区：经灭菌处理且未被污染的区域。

无菌物品：经灭菌后保持无菌状态的物品。

非无菌区：未经灭菌处理或虽经灭菌处理但又被污染的区域。

非无菌物品：未经灭菌处理或虽经灭菌处理但又被污染的物品。

操作目的

1. 保持无菌物品及无菌区域不被污染。
2. 防止病原微生物侵入或传播。

环境与用物

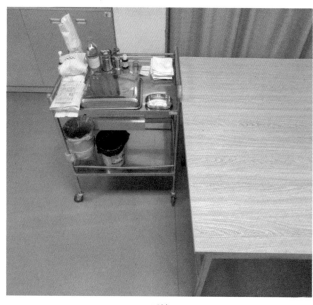

环境　　　　　　　　　　　　用物

操作流程图

无菌技术

准备
- 环境准备：操作区清洁、安全；操作台面清洁、干燥、平整 → 操作前30min停止打扫，人员停止走动。
- 护士准备：着装整洁，修剪指甲，洗手，戴口罩
- 用物准备：详见用物图

无菌持物钳的使用
- 查对：检查持物钳外包装的指示胶带有无变色以及有效期
- 取持物钳：钳端向下，垂直闭合取出，不可触及容器边缘
- 正确使用：钳端始终保持向下，不可倒转
- 及时放回：钳端闭合垂直放回，浸泡时需把轴节打开

持物钳存放方法与注意事项
1. 湿式法保存法：消毒液应浸没无菌持物钳轴节上2~3cm或镊子长度的1/2。
2. 干燥保存法：有效期为4h。
3. 注意事项：只能夹取无菌物品；不可暴露过久；远处夹物连同容器一起搬移；一旦污染重新灭菌；病房每周更换1次，手术室、门诊换药室、注射室每天更换1次。

无菌容器的使用
- 查对：检查无菌容器灭菌期、有效期、灭菌标识、密封性
- 打开：打开容器盖，平移离开容器，内面向上置于手上或操作台面上
- 取用：从无菌容器内夹取无菌物品
- 关闭：用物取出后，立即将盖翻转，内面向下，移至容器口上方盖严
- 持无菌容器：手持无菌容器和无菌碗时托住底部

无菌容器使用注意事项
1. 开盖时不可在容器上直接翻盖子，不可触及容器以及盖的内面。
2. 夹取无菌物品时，无菌持物钳和无菌物品不可触及容器的边缘。
3. 无菌物品一经取出容器，即使未使用也不可再放回。
4. 无菌容器定期灭菌，1周一次。敷料罐应每天更换，打开的无菌容器有效期为24h。

无菌包的使用
- 查对：检查无菌包名称、有效期、灭菌标识、包裹完整性
- 打开包布：解开系带，卷放在包布下，逐层打开，手不可触及包布内面，不可跨越无菌区
- 取物：用持物钳取出无菌物品
- 包无菌包：将包内剩余物品按照原折痕折好，注明开包日期、时间，签名

打开的无菌包有效期为24h。

铺无菌盘
- 取巾：从无菌包内取出无菌治疗巾
- 铺巾：捏住治疗巾一边两角的外面，将治疗巾双折铺于治疗盘上，上层扇形折叠，开口边缘向外
- 铺盘：放入无菌物品，将折叠层拉平，覆盖于物品上，治疗巾上、下层边缘对齐，开口处向上折两次，边缘分别向下折一次，露出治疗盘边缘
- 标记：注明铺盘的日期、时间并签名

铺无菌盘注意事项
1. 打开治疗巾时，与盘保持一定距离，防止治疗巾被污染。
2. 手不可跨越无菌区域。
3. 备好的无菌盘需注明铺盘时间，有效期不得超过4h。

倒无菌溶液
- 查对：检查无菌溶液名称、浓度、有效期，倒转液体检查液体质量（有无变色、混浊、沉淀），检查瓶盖有无松动、瓶体有无裂缝
- 打开：启开瓶塞，从瓶口开始，消毒两边，取无菌纱布覆盖瓶塞，打开
- 倒取溶液：一手持溶液瓶，瓶签向掌心，先倒出少量溶液冲洗瓶口，再由原处倒出溶液至无菌容器中
- 塞瓶盖：倒毕，塞紧瓶盖，将纱布用橡皮筋缠绕紧
- 记录：第一次打开，在瓶签上注明开瓶日期、时间、用途

倒无菌溶液注意事项
1. 倒液体时，瓶口距离污碗和无菌容器的距离为5~6cm，防止水珠回溅污染瓶口。
2. 已经打开、未用完的溶液有效期为24h。

戴无菌手套
- 查对：检查无菌手套袋外的型号、日期、包装
- 取手套：一手掀起手套袋开口处，另一手捏住两只手套反折部分，取出手套
- 戴手套：一手伸进手套内，对准五指戴上，用戴手套的手伸入另一手套的反折部内面，戴好手套，拉平反折部
- 保持姿势：双手交叉对合调整手套位置，交叉相握于胸前
- 脱手套：洗净手套污物，一手交叉握于手套腕部，翻转脱下，用脱下手套的手伸入另一手套内，将其向下翻转脱下

无菌手套使用注意事项
1. 不可面向无菌区域涂滑石粉。
2. 戴好手套的手保持在腰部以上、肩以下范围内活动。
3. 未戴手套的手不可触及手套外面，已戴手套的手不可触及手套内面。
4. 手套破损或被污染应立即更换。

整理洗手
- 处理用物
- 洗手，脱口罩

数字资源

【案例】

　　王某，因长期卧床，骶尾部出现一处 5cm×6cm 的溃疡期压疮，深达皮下组织，有坏死组织形成，渗液较多。

　　医嘱：创口换药。

【操作视频】

无菌技术

项目二 生命体征测量

生命体征是用来判断病人的病情轻重和危急程度的指征，主要有体温、脉搏、呼吸、血压。

操作目的

1. 监测病人的体温、脉搏、呼吸、血压变化。
2. 为病情的发生、发展、转归、治疗和护理提供依据。

环境与用物

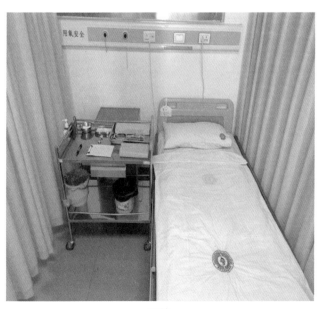

环境

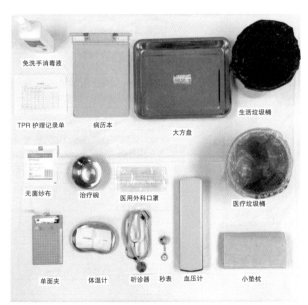

用物

操作流程图

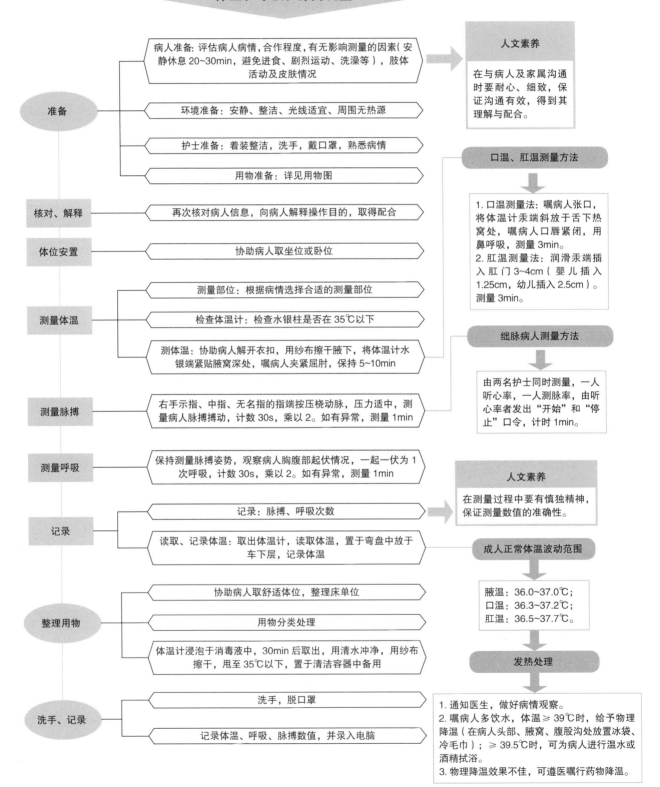

体温、呼吸、脉搏测量

准备
- 病人准备:评估病人病情,合作程度,有无影响测量的因素(安静休息 20~30min,避免进食、剧烈运动、洗澡等),肢体活动及皮肤情况
- 环境准备:安静、整洁、光线适宜、周围无热源
- 护士准备:着装整洁,洗手,戴口罩,熟悉病情
- 用物准备:详见用物图

核对、解释
- 再次核对病人信息,向病人解释操作目的,取得配合

体位安置
- 协助病人取坐位或卧位

测量体温
- 测量部位:根据病情选择合适的测量部位
- 检查体温计:检查水银柱是否在 35℃ 以下
- 测体温:协助病人解开衣扣,用纱布擦干腋下,将体温计水银端紧贴腋窝深处,嘱病人夹紧屈肘,保持 5~10min

测量脉搏
- 右手示指、中指、无名指的指端按压桡动脉,压力适中,测量病人脉搏搏动,计数 30s,乘以 2。如有异常,测量 1min

测量呼吸
- 保持测量脉搏姿势,观察病人胸腹部起伏情况,一起一伏为 1 次呼吸,计数 30s,乘以 2。如有异常,测量 1min

记录
- 记录:脉搏、呼吸次数
- 读取、记录体温:取出体温计,读取体温,置于弯盘中放于车下层,记录体温

整理用物
- 协助病人取舒适体位,整理床单位
- 用物分类处理
- 体温计浸泡于消毒液中,30min 后取出,用清水冲净,用纱布擦干,甩至 35℃ 以下,置于清洁容器中备用

洗手、记录
- 洗手,脱口罩
- 记录体温、呼吸、脉搏数值,并录入电脑

人文素养
在与病人及家属沟通时要耐心、细致,保证沟通有效,得到其理解与配合。

口温、肛温测量方法
1. 口温测量法:嘱病人张口,将体温计汞端斜放于舌下热窝处,嘱病人口唇紧闭,用鼻呼吸,测量 3min。
2. 肛温测量法:润滑汞端插入肛门 3~4cm(婴儿插入 1.25cm,幼儿插入 2.5cm)。测量 3min。

绌脉病人测量方法
由两名护士同时测量,一人听心率,一人测脉率,由听心率者发出"开始"和"停止"口令,计时 1min。

人文素养
在测量过程中要有慎独精神,保证测量数值的准确性。

成人正常体温波动范围
腋温:36.0~37.0℃;
口温:36.3~37.2℃;
肛温:36.5~37.7℃。

发热处理
1. 通知医生,做好病情观察。
2. 嘱病人多饮水,体温 ≥ 39℃时,给予物理降温(在病人头部、腋窝、腹股沟处放置冰袋、冷毛巾);≥ 39.5℃时,可为病人进行温水或酒精拭浴。
3. 物理降温效果不佳,可遵医嘱行药物降温。

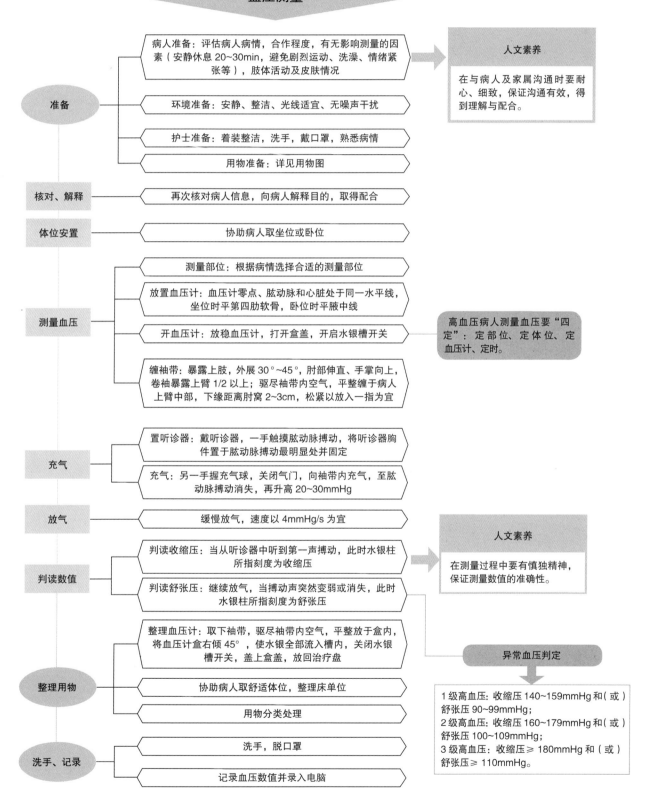

血压测量

准备
- 病人准备：评估病人病情，合作程度，有无影响测量的因素（安静休息 20~30min，避免剧烈运动、洗澡、情绪紧张等），肢体活动及皮肤情况
- 环境准备：安静、整洁、光线适宜、无噪声干扰
- 护士准备：着装整洁，洗手，戴口罩，熟悉病情
- 用物准备：详见用物图

人文素养

在与病人及家属沟通时要耐心、细致，保证沟通有效，得到理解与配合。

核对、解释
- 再次核对病人信息，向病人解释目的，取得配合

体位安置
- 协助病人取坐位或卧位

测量血压
- 测量部位：根据病情选择合适的测量部位
- 放置血压计：血压计零点、肱动脉和心脏处于同一水平线，坐位时平第四肋软骨，卧位时平腋中线
- 开血压计：放稳血压计，打开盒盖，开启水银槽开关
- 缠袖带：暴露上肢，外展 30°~45°，肘部伸直、手掌向上，卷袖暴露上臂 1/2 以上；驱尽袖带内空气，平整缠于病人上臂中部，下缘距离肘窝 2~3cm，松紧以放入一指为宜

高血压病人测量血压要"四定"：定部位、定体位、定血压计、定时。

充气
- 置听诊器：戴听诊器，一手触摸肱动脉搏动，将听诊器胸件置于肱动脉搏动最明显处并固定
- 充气：另一手握充气球，关闭气门，向袖带内充气，至肱动脉搏动消失，再升高 20~30mmHg

放气
- 缓慢放气，速度以 4mmHg/s 为宜

判读数值
- 判读收缩压：当从听诊器中听到第一声搏动，此时水银柱所指刻度为收缩压
- 判读舒张压：继续放气，当搏动声突然变弱或消失，此时水银柱所指刻度为舒张压

人文素养

在测量过程中要有慎独精神，保证测量数值的准确性。

整理用物
- 整理血压计：取下袖带，驱尽袖带内空气，平整放于盒内，将血压计盒右倾 45°，使水银全部流入槽内，关闭水银槽开关，盖上盒盖，放回治疗盘
- 协助病人取舒适体位，整理床单位
- 用物分类处理

异常血压判定

1 级高血压：收缩压 140~159mmHg 和（或）舒张压 90~99mmHg；
2 级高血压：收缩压 160~179mmHg 和（或）舒张压 100~109mmHg；
3 级高血压：收缩压 ≥ 180mmHg 和（或）舒张压 ≥ 110mmHg。

洗手、记录
- 洗手，脱口罩
- 记录血压数值并录入电脑

数字资源

【案例】

李某，女，中学生。今晨因急性阑尾炎收治入院，急诊行阑尾切除术。术后送至病房。
医嘱：测量体温、呼吸、脉搏、血压。

【操作视频】

生命体征测量

项目三 口腔护理技术

口腔护理是对口腔器官里的牙、舌、腭、颊等部位的清洁和保护，适用于高热、昏迷、禁食、危重、鼻饲、口腔疾患、大手术后等病人。自理能力有缺陷的病人，应给予特殊口腔护理，每日 2~3 次。

操作目的

1. 保持口腔清洁、湿润，使病人舒适，预防口腔感染等并发症。
2. 防止口臭、口垢，增进食欲，保持口腔正常的生理功能。
3. 观察口腔黏膜、舌苔的变化及有无特殊口腔气味，以提供病情观察的动态信息。

环境与用物

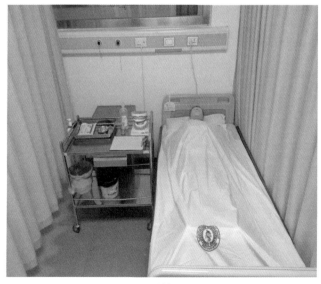

环境   用物

操作流程图

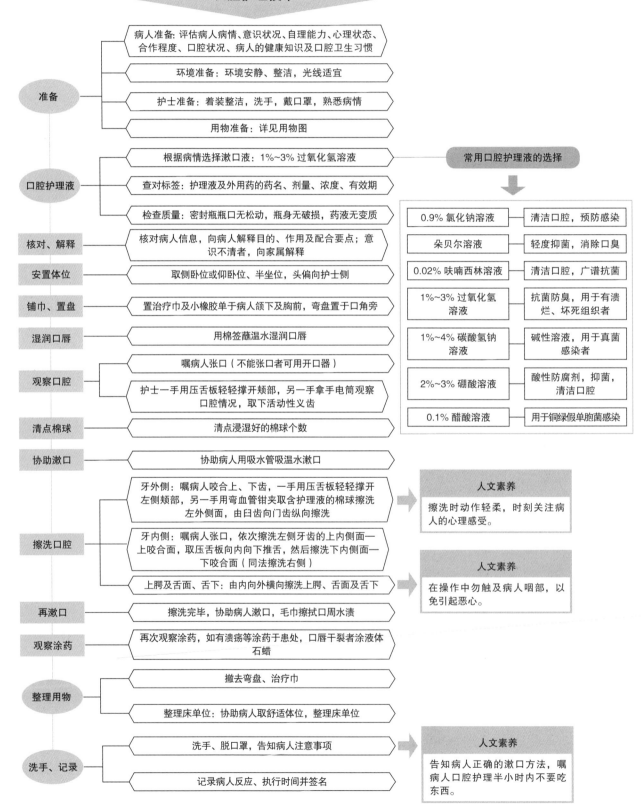

口腔护理技术

准备
- 病人准备: 评估病人病情、意识状况、自理能力、心理状态、合作程度、口腔状况、病人的健康知识及口腔卫生习惯
- 环境准备: 环境安静、整洁, 光线适宜
- 护士准备: 着装整洁, 洗手, 戴口罩, 熟悉病情
- 用物准备: 详见用物图

口腔护理液
- 根据病情选择漱口液: 1%~3% 过氧化氢溶液
- 查对标签: 护理液及外用药的药名、剂量、浓度、有效期
- 检查质量: 密封瓶瓶口无松动, 瓶身无破损, 药液无变质

常用口腔护理液的选择

0.9% 氯化钠溶液	清洁口腔, 预防感染
朵贝尔溶液	轻度抑菌, 消除口臭
0.02% 呋喃西林溶液	清洁口腔, 广谱抗菌
1%~3% 过氧化氢溶液	抗菌防臭, 用于有溃烂、坏死组织者
1%~4% 碳酸氢钠溶液	碱性溶液, 用于真菌感染者
2%~3% 硼酸溶液	酸性防腐剂, 抑菌, 清洁口腔
0.1% 醋酸溶液	用于铜绿假单胞菌感染

核对、解释: 核对病人信息, 向病人解释目的、作用及配合要点; 意识不清者, 向家属解释

安置体位: 取侧卧位或仰卧位、半坐位, 头偏向护士侧

铺巾、置盘: 置治疗巾及小橡胶单于病人颌下及胸前, 弯盘置于口角旁

湿润口唇: 用棉签蘸温水湿润口唇

观察口腔
- 嘱病人张口 (不能张口者可用开口器)
- 护士一手用压舌板轻轻撑开颊部, 另一手拿手电筒观察口腔情况, 取下活动性义齿

清点棉球: 清点浸湿好的棉球个数

协助漱口: 协助病人用吸水管吸温水漱口

擦洗口腔
- 牙外侧: 嘱病人咬合上、下齿, 一手用压舌板轻轻撑开左侧颊部, 另一手用弯血管钳夹取含护理液的棉球擦洗左外侧面, 由臼齿向门齿纵向擦洗
- 牙内侧: 嘱病人张口, 依次擦洗左侧牙齿的上内侧面—上咬合面, 取压舌板向内向下推舌, 然后擦洗下内侧面—下咬合面 (同法擦洗右侧)
- 上腭及舌面、舌下: 由内向外横向擦洗上腭、舌面及舌下

人文素养
擦洗时动作轻柔, 时刻关注病人的心理感受。

人文素养
在操作中勿触及病人咽部, 以免引起恶心。

再漱口: 擦洗完毕, 协助病人漱口, 毛巾擦拭口周水渍

观察涂药: 再次观察涂药, 如有溃疡等涂药于患处, 口唇干裂者涂液体石蜡

整理用物
- 撤去弯盘、治疗巾
- 整理床单位: 协助病人取舒适体位, 整理床单位

洗手、记录
- 洗手、脱口罩, 告知病人注意事项
- 记录病人反应、执行时间并签名

人文素养
告知病人正确的漱口方法, 嘱病人口腔护理半小时内不要吃东西。

数字资源

【案例】

　　周某，男，75 岁。与家人争吵时突然昏倒，神志不清，入院诊断为脑梗死，右侧肢体偏瘫，生活不能自理。患者目前已清醒，病情稳定。护士做体检时发现其口腔装有义齿，且口腔黏膜有 1.0cm×1.5cm 溃疡。

　　医嘱：口腔护理，每日 2 次。

【操作视频】

口腔护理技术

项目四　皮内注射

皮内注射（intradermal injection，ID）是将少量药液或生物制品注入表皮与真皮之间的方法。

操作目的

1. 做各种药物过敏试验，以观察有无过敏反应。
2. 预防接种。
3. 局部麻醉的起始步骤。

环境与用物

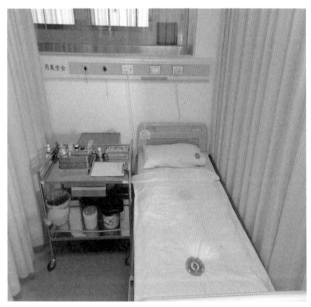

环境

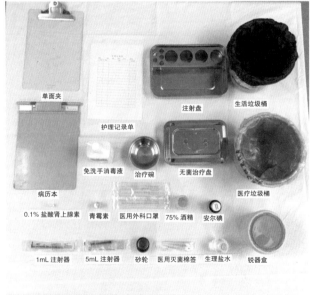

用物

操作流程图

皮内注射

准备
- 病人准备：评估病人病情、意识状况、心理状态、对用药的认知与合作程度
- 环境准备：环境安静、整洁，光线适宜，具有对休克病人抢救的设备
- 护士准备：着装整洁，洗手，戴口罩，熟悉病情
- 用物准备：详见用物图

配药
- 查对标签：药名、剂量、浓度、有效期
- 检查质量：密封瓶瓶口无松动，安瓿无破损，药液无变质
- 配制皮试液：生理盐水或青霉素皮试剂（以每毫升试验液青霉素 200U 或 500U 为标准）

配制皮试液（以含青霉素 80 万 U 为例）

步骤	青霉素	加生理盐水 /mL	药物浓度 /(U·mL⁻¹)	要求
溶解药液	80 万 U/ 瓶	4	20 万	充分溶解
1 次稀释	取上液 0.1mL	0.9	2 万	混匀
2 次稀释	取上液 0.1mL	0.9	2000	混匀
3 次稀释	取上液 0.1mL	0.9	200	混匀

核对、解释
- 核对病人信息，向病人解释目的、作用，确定病人无青霉素过敏史

询问三史
- 询问病人的用药史、家族史和过敏史，根据医嘱备药液

定位、消毒
- 选择注射部位（药物过敏试验选择前臂掌侧下段，预防接种选择上臂三角肌下缘），观察注射部位皮肤情况
- 用 75% 乙醇消毒皮肤两遍，待干

二次核对
- 再次核对药液，排尽注射器内空气

注射
- 进针：一手绷紧局部皮肤，一手持注射器，针头斜面向上与皮肤呈 5° 刺入皮内
- 固定、推药：待针头斜面完全进入皮内后，放平注射器，拇指固定针栓，轻推注药液，注入 0.1mL
- 呈皮丘、拔针：局部隆起呈半球状皮丘，注射完毕，迅速拔出针头，切勿按揉
- 核对、观察：再次核对床号、姓名、药名及用法；询问病人感受，20min 后观察病人皮试结果

人文素养

在操作过程中做好职业防护，避免被针刺伤。

告知
- 告知病人注意事项

整理用物
- 整理床单位：协助病人取舒适体位，整理床单位
- 用物分类处理（针头放入锐器盒）

洗手、记录
- 洗手，脱口罩
- 记录执行的时间并签名
- 判断结果（20min 后）

阴性（三无）	阳性（三有）
皮丘无改变，无红晕，无自觉症状。	皮丘有隆起的带红晕的硬块；直径大于 1cm；有伪足、痒感、全身症状。

20min 后判断结果

数字资源

【案例】

徐某，女，25岁，教师。因淋雨后感冒致咳嗽、胸痛，于今晨8：00入院。入院诊断：肺炎球菌性肺炎。需使用青霉素治疗。

医嘱：青霉素皮试。

【操作视频】

皮内注射

项目五　皮下注射

皮下注射法（subcutaneous injection, H）是将少量药液或生物制剂注入皮下组织的方法。这种方法用于需要在一定时间内产生药效，而药物不能或不宜经口服给药时，也用于预防接种及局部麻醉用药。

操作目的

1. 预防接种。
2. 局部麻醉。
3. 胰岛素、肾上腺素等小剂量药物治疗。

环境与用物

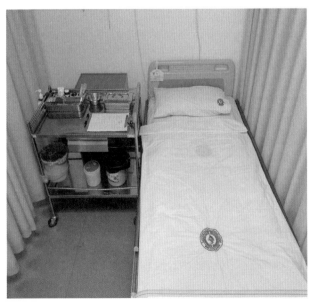

环境

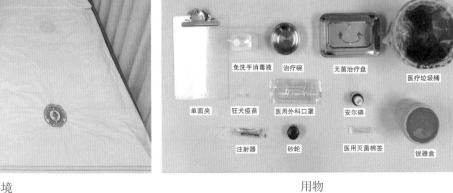

用物

操作流程图

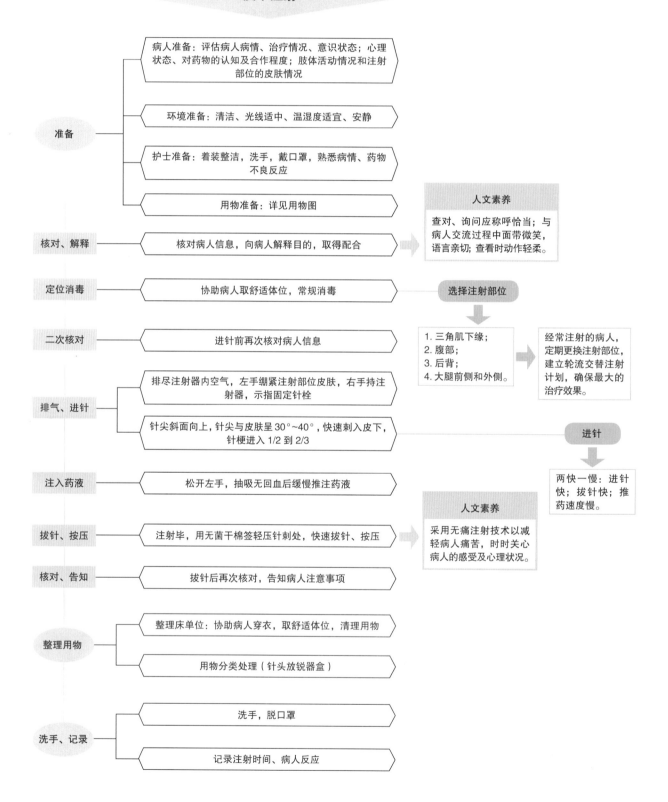

皮下注射

准备
- 病人准备：评估病人病情、治疗情况、意识状态；心理状态、对药物的认知及合作程度；肢体活动情况和注射部位的皮肤情况
- 环境准备：清洁、光线适中、温湿度适宜、安静
- 护士准备：着装整洁，洗手，戴口罩，熟悉病情、药物不良反应
- 用物准备：详见用物图

人文素养
查对、询问应称呼恰当；与病人交流过程中面带微笑，语言亲切；查看时动作轻柔。

核对、解释 ── 核对病人信息，向病人解释目的，取得配合

定位消毒 ── 协助病人取舒适体位，常规消毒

选择注射部位

二次核对 ── 进针前再次核对病人信息

1. 三角肌下缘；
2. 腹部；
3. 后背；
4. 大腿前侧和外侧。

经常注射的病人，定期更换注射部位，建立轮流交替注射计划，确保最大的治疗效果。

排气、进针
- 排尽注射器内空气，左手绷紧注射部位皮肤，右手持注射器，示指固定针栓
- 针尖斜面向上，针尖与皮肤呈30°~40°，快速刺入皮下，针梗进入1/2到2/3

进针

两快一慢：进针快；拔针快；推药速度慢。

注入药液 ── 松开左手，抽吸无回血后缓慢推注药液

人文素养
采用无痛注射技术以减轻病人痛苦，时时关心病人的感受及心理状况。

拔针、按压 ── 注射毕，用无菌干棉签轻压针刺处，快速拔针、按压

核对、告知 ── 拔针后再次核对，告知病人注意事项

整理用物
- 整理床单位：协助病人穿衣，取舒适体位，清理用物
- 用物分类处理（针头放锐器盒）

洗手、记录
- 洗手，脱口罩
- 记录注射时间、病人反应

数字资源

【案例】

病人，男，50岁。诊断为"2型糖尿病"。查体：神志清醒，T 37℃，P 90次/分，BP 140/90mmHg，空腹血糖16.2mmol/L。

医嘱：生物合成人胰岛素8U，立即皮下注射。

【操作视频】

皮下注射

项目六　肌内注射

　　肌内注射法（intramuscular injection，IM）是指将一定量药液注入肌肉组织的方法。人体肌肉组织有丰富的毛细血管网，药液注入肌肉组织后，可通过毛细血管壁进入血液循环，毛细血管壁是多孔的类脂质膜，药物透过的速度较其他膜快，故吸收较完全、迅速。

操作目的

　　1. 需要在一定时间内产生药效，而不能或不宜口服的药物。
　　2. 药物不宜或不能静脉注射，要求比皮下注射更迅速发挥疗效。
　　3. 注射刺激性较强或药量较大的药物。

环境与用物

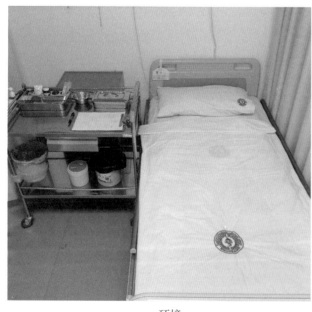

环境

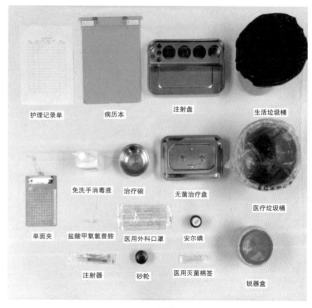

用物

操作流程图

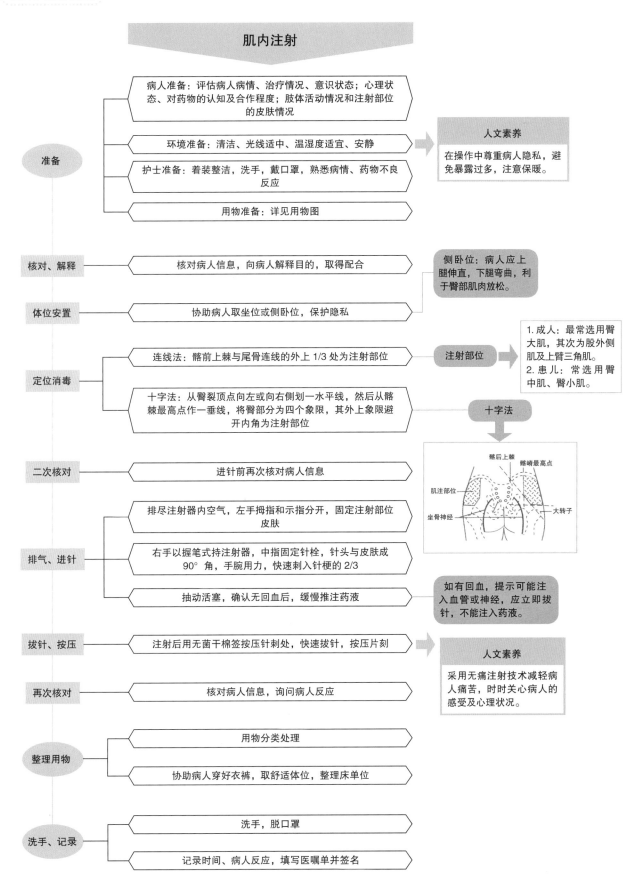

肌内注射

准备
- 病人准备：评估病人病情、治疗情况、意识状态；心理状态、对药物的认知及合作程度；肢体活动情况和注射部位的皮肤情况
- 环境准备：清洁、光线适中、温湿度适宜、安静
- 护士准备：着装整洁，洗手，戴口罩，熟悉病情、药物不良反应
- 用物准备：详见用物图

> **人文素养**
> 在操作中尊重病人隐私，避免暴露过多，注意保暖。

核对、解释
- 核对病人信息，向病人解释目的，取得配合

体位安置
- 协助病人取坐位或侧卧位，保护隐私

> **侧卧位**：病人应上腿伸直，下腿弯曲，利于臀部肌肉放松。

定位消毒
- 连线法：髂前上棘与尾骨连线的外上 1/3 处为注射部位
- 十字法：从臀裂顶点向左或向右侧划一水平线，然后从髂棘最高点作一垂线，将臀部分为四个象限，其外上象限避开内角为注射部位

> **注射部位**
> 1. 成人：最常选用臀大肌，其次为股外侧肌及上臂三角肌。
> 2. 患儿：常选用臀中肌、臀小肌。

> **十字法**

二次核对
- 进针前再次核对病人信息

排气、进针
- 排尽注射器内空气，左手拇指和示指分开，固定注射部位皮肤
- 右手以握笔式持注射器，中指固定针栓，针头与皮肤成 90° 角，手腕用力，快速刺入针梗的 2/3
- 抽动活塞，确认无回血后，缓慢推注药液

> 如有回血，提示可能注入血管或神经，应立即拔针，不能注入药液。

拔针、按压
- 注射后用无菌干棉签按压针刺处，快速拔针，按压片刻

> **人文素养**
> 采用无痛注射技术减轻病人痛苦，时时关心病人的感受及心理状况。

再次核对
- 核对病人信息，询问病人反应

整理用物
- 用物分类处理
- 协助病人穿好衣裤，取舒适体位，整理床单位

洗手、记录
- 洗手，脱口罩
- 记录时间、病人反应，填写医嘱单并签名

数字资源

【案例】

张某，女，28 岁。今晨主诉胃部胀满不适。查体：T 36.5℃，P 89 次 / 分，R 17 次 / 分。
医嘱：胃复安，10mg，肌内注射，立即执行。

【操作视频】

肌内注射

项目七　动脉、静脉血标本采集技术

动脉（静脉）血标本采集是指自动脉（静脉）抽取动脉（静脉）血标本的方法。动脉常选择股动脉和桡动脉。静脉常选择四肢浅静脉、颈外静脉、股静脉。

操作目的

动脉血标本采集目的：做血液气体分析。

静脉血标本采集目的：①进行相关检查。②协助疾病的诊断，了解疾病治疗的效果。③为治疗提供依据。

环境与用物

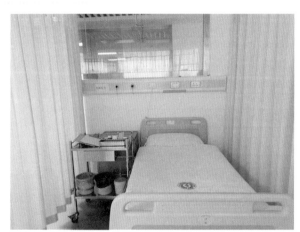

环境

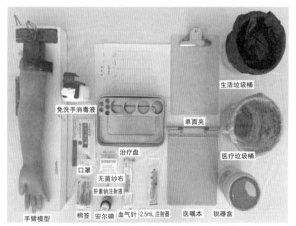

动脉血标本采集　　用物

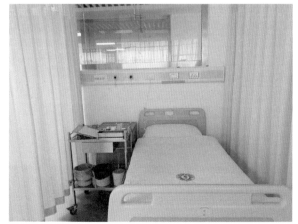

环境

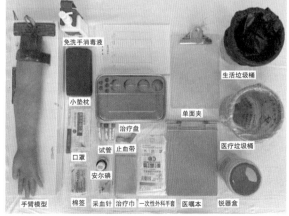

静脉血标本采集　　用物

操作流程图

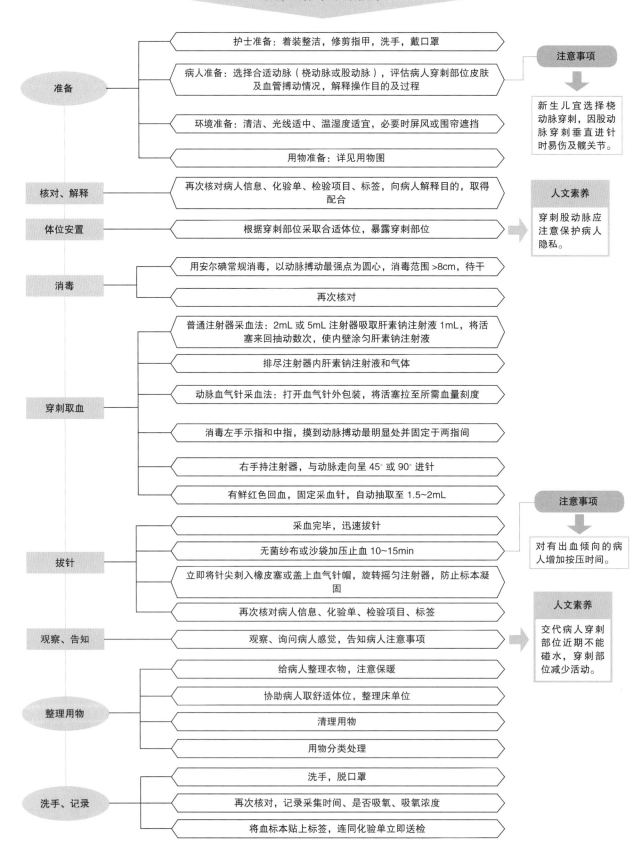

动脉血标本采集技术

准备
- 护士准备：着装整洁，修剪指甲，洗手，戴口罩
- 病人准备：选择合适动脉（桡动脉或股动脉），评估病人穿刺部位皮肤及血管搏动情况，解释操作目的及过程
- 环境准备：清洁、光线适中、温湿度适宜，必要时屏风或围帘遮挡
- 用物准备：详见用物图

注意事项

新生儿宜选择桡动脉穿刺，因股动脉穿刺垂直进针时易伤及髋关节。

核对、解释
- 再次核对病人信息、化验单、检验项目、标签，向病人解释目的，取得配合

体位安置
- 根据穿刺部位采取合适体位，暴露穿刺部位

人文素养

穿刺股动脉应注意保护病人隐私。

消毒
- 用安尔碘常规消毒，以动脉搏动最强点为圆心，消毒范围 >8cm，待干
- 再次核对

穿刺取血
- 普通注射器采血法：2mL 或 5mL 注射器吸取肝素钠注射液 1mL，将活塞来回抽动数次，使内壁涂匀肝素钠注射液
- 排尽注射器内肝素钠注射液和气体
- 动脉血气针采血法：打开血气针外包装，将活塞拉至所需血量刻度
- 消毒左手示指和中指，摸到动脉搏动最明显处并固定于两指间
- 右手持注射器，与动脉走向呈 45° 或 90° 进针
- 有鲜红色回血，固定采血针，自动抽取至 1.5~2mL

拔针
- 采血完毕，迅速拔针
- 无菌纱布或沙袋加压止血 10~15min
- 立即将针尖刺入橡皮塞或盖上血气针帽，旋转摇匀注射器，防止标本凝固
- 再次核对病人信息、化验单、检验项目、标签

注意事项

对有出血倾向的病人增加按压时间。

观察、告知
- 观察、询问病人感觉，告知病人注意事项

人文素养

交代病人穿刺部位近期不能碰水，穿刺部位减少活动。

整理用物
- 给病人整理衣物，注意保暖
- 协助病人取舒适体位，整理床单位
- 清理用物
- 用物分类处理

洗手、记录
- 洗手，脱口罩
- 再次核对，记录采集时间、是否吸氧、吸氧浓度
- 将血标本贴上标签，连同化验单立即送检

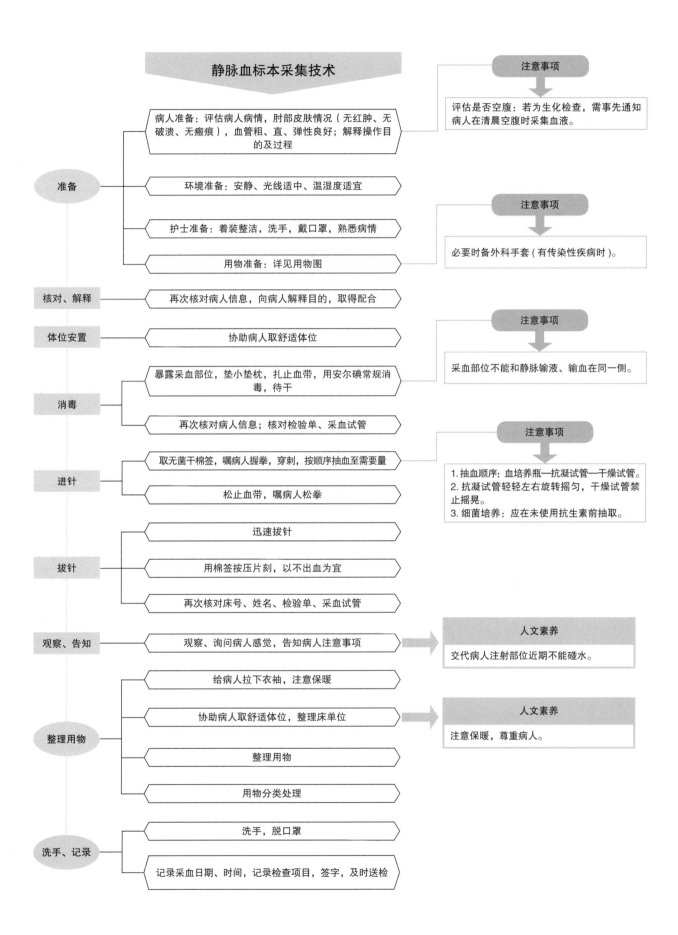

静脉血标本采集技术

准备

病人准备：评估病人病情，肘部皮肤情况（无红肿、无破溃、无瘢痕），血管粗、直、弹性良好；解释操作目的及过程

注意事项
评估是否空腹：若为生化检查，需事先通知病人在清晨空腹时采集血液。

环境准备：安静、光线适中、温湿度适宜

护士准备：着装整洁，洗手，戴口罩，熟悉病情

用物准备：详见用物图

注意事项
必要时备外科手套（有传染性疾病时）。

核对、解释
再次核对病人信息，向病人解释目的，取得配合

体位安置
协助病人取舒适体位

注意事项
采血部位不能和静脉输液、输血在同一侧。

消毒

暴露采血部位，垫小垫枕，扎止血带，用安尔碘常规消毒，待干

再次核对病人信息；核对检验单、采血试管

进针

取无菌干棉签，嘱病人握拳，穿刺，按顺序抽血至需要量

注意事项
1. 抽血顺序：血培养瓶—抗凝试管—干燥试管。
2. 抗凝试管轻轻左右旋转摇匀，干燥试管禁止摇晃。
3. 细菌培养：应在未使用抗生素前抽取。

松止血带，嘱病人松拳

拔针

迅速拔针

用棉签按压片刻，以不出血为宜

再次核对床号、姓名、检验单、采血试管

观察、告知
观察、询问病人感觉，告知病人注意事项

人文素养
交代病人注射部位近期不能碰水。

整理用物

给病人拉下衣袖，注意保暖

协助病人取舒适体位，整理床单位

人文素养
注意保暖，尊重病人。

整理用物

用物分类处理

洗手、记录

洗手，脱口罩

记录采血日期、时间，记录检查项目，签字，及时送检

数字资源

【案例一】

张某，男性，76 岁。咳嗽、咳痰、喘息 30 余年，活动后气促 10 余年。1 周前感冒症状加重，并出现少尿、下肢水肿，抗感染治疗效果不佳。查体：T 37.5℃，P 110 次 / 分，R 26 次 / 分，BP 135/70mmHg。

医嘱：动脉血标本采集。

【案例二】

患者，女性，39 岁。因左侧乳腺癌入院。穿刺活检结果：左乳腺浸润性导管癌Ⅱ期，拟行左侧乳腺癌改良根治术。

医嘱：检查血常规、血型、肝功能、凝血功能。

【操作视频】

动脉血标本采集技术　　　　　　　　　　静脉血标本采集技术

项目八 静脉输液技术

静脉输液（intravenous infusion）是指将大量的无菌溶液或药液直接输入静脉的治疗方法。

密闭式静脉输液法是指将一次性无菌输液器插入原装密封瓶（或袋）进行输液的方法，因污染机会少，故目前临床广泛使用。周围静脉输液法的常用穿刺工具有头皮穿刺针和静脉留置针，此法因操作简单，危险性小，临床亦广泛使用。

操作目的

1. 补充水分及电解质，预防和纠正水、电解质和酸碱平衡紊乱。
2. 增加血容量、改善微循环，维持血压及微循环灌注量。
3. 补充营养，供给热能，促进组织修复，维持正氮平衡。
4. 输入药物，治疗疾病。

环境与用物

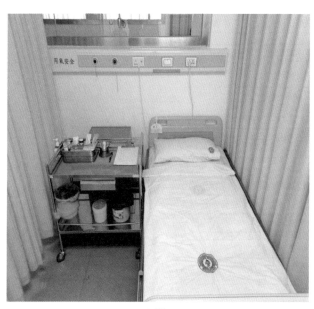

环境　　　　　　　　　　　　　　　用物

操作流程图

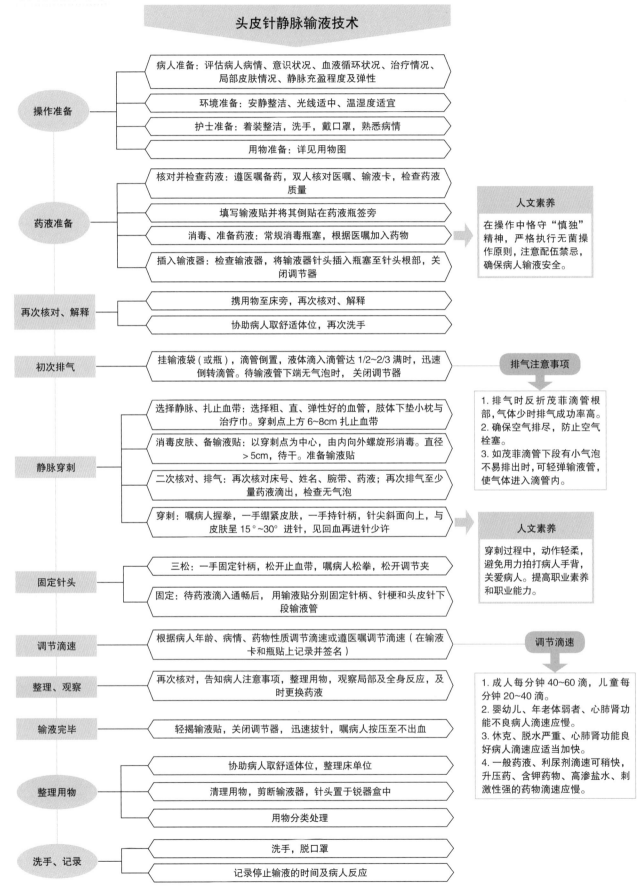

头皮针静脉输液技术

操作准备
- 病人准备：评估病人病情、意识状况、血液循环状况、治疗情况、局部皮肤情况、静脉充盈程度及弹性
- 环境准备：安静整洁、光线适中、温湿度适宜
- 护士准备：着装整洁，洗手，戴口罩，熟悉病情
- 用物准备：详见用物图

药液准备
- 核对并检查药液：遵医嘱备药，双人核对医嘱、输液卡，检查药液质量
- 填写输液贴并将其倒贴在药液瓶签旁
- 消毒、准备药液：常规消毒瓶塞，根据医嘱加入药物
- 插入输液器：检查输液器，将输液器针头插入瓶塞至针头根部，关闭调节器

人文素养

在操作中恪守"慎独"精神，严格执行无菌操作原则，注意配伍禁忌，确保病人输液安全。

再次核对、解释
- 携用物至床旁，再次核对、解释
- 协助病人取舒适体位，再次洗手

初次排气
- 挂输液袋（或瓶），滴管倒置，液体滴入滴管达 1/2~2/3 满时，迅速倒转滴管。待输液管下端无气泡时，关闭调节器

排气注意事项

1. 排气时反折茂菲滴管根部，气体少时排气成功率高。
2. 确保空气排尽，防止空气栓塞。
3. 如茂菲滴管下段有小气泡不易排出时，可轻弹输液管，使气体进入滴管内。

静脉穿刺
- 选择静脉、扎止血带：选择粗、直、弹性好的血管，肢体下垫小枕与治疗巾。穿刺点上方 6~8cm 扎止血带
- 消毒皮肤、备输液贴：以穿刺点为中心，由内向外螺旋形消毒。直径 >5cm，待干。准备输液贴
- 二次核对、排气：再次核对床号、姓名、腕带、药液；再次排气至少量药液滴出，检查无气泡
- 穿刺：嘱病人握拳，一手绷紧皮肤，一手持针柄，针尖斜面向上，与皮肤呈 15°~30° 进针，见回血再进针少许

人文素养

穿刺过程中，动作轻柔，避免用力拍打病人手背，关爱病人。提高职业素养和职业能力。

固定针头
- 三松：一手固定针柄，松开止血带，嘱病人松拳，松开调节夹
- 固定：待药液滴入通畅后，用输液贴分别固定针柄、针梗和头皮针下段输液管

调节滴速
- 根据病人年龄、病情、药物性质调节滴速或遵医嘱调节滴速（在输液卡和瓶贴上记录并签名）

调节滴速

1. 成人每分钟 40~60 滴，儿童每分钟 20~40 滴。
2. 婴幼儿、年老体弱者、心肺肾功能不良病人滴速应慢。
3. 休克、脱水严重、心肺肾功能良好病人滴速应适当加快。
4. 一般药液、利尿剂滴速可稍快，升压药、含钾药物、高渗盐水、刺激性强的药物滴速应慢。

整理、观察
- 再次核对，告知病人注意事项，整理用物，观察局部及全身反应，及时更换药液

输液完毕
- 轻揭输液贴，关闭调节器，迅速拔针，嘱病人按压至不出血

整理用物
- 协助病人取舒适体位，整理床单位
- 清理用物，剪断输液器，针头置于锐器盒中
- 用物分类处理

洗手、记录
- 洗手，脱口罩
- 记录停止输液的时间及病人反应

留置针静脉输液技术

操作准备
- 病人准备：评估病人病情、意识状况、血液循环状况、治疗情况、局部皮肤情况、静脉充盈程度及弹性
- 环境准备：安静整洁、光线适中、温湿度适宜
- 护士准备：着装整洁，洗手，戴口罩，熟悉病情
- 用物准备：详见用物图

药液准备
- 核对并检查药液：遵医嘱备药。双人核对医嘱、输液卡，检查药液质量
- 填写输液贴并将其倒贴在药液瓶签旁
- 消毒、准备药液：常规消毒瓶塞。根据医嘱加入药物
- 插入输液器：检查输液器，将输液器针头插入瓶塞至针头根部。关闭调节器

再次核对、解释
- 携用物至床旁，再次核对、解释
- 协助病人取舒适体位，再次洗手

初次排气
- 挂输液袋（或瓶），滴管倒置，液体滴入滴管达 1/2~2/3 满时，迅速倒转滴管，待输液管下端无气泡时，关闭调节器

连接留置针并排气
- 检查留置针：将头皮针插入留置针的肝素帽内至针头根部，排尽空气，关闭调节器。将留置针放回盒内

静脉穿刺
- 选择静脉、扎止血带：选择粗、直、弹性好的血管。肢体下垫小枕与治疗巾，穿刺点上方 8~10cm 处扎止血带
- 消毒皮肤、备输液贴：以穿刺点为中心，由内向外螺旋形消毒，直径 >8cm，待干。准备敷贴
- 二次核对、排气：再次核对床号、姓名、腕带、药液；再次排气至少量药液滴出，检查无气泡
- 旋转针芯：旋转松动外套管，调整针头斜面向下
- 穿刺：嘱病人握拳，右手拇指与示指固定针翼，与皮肤呈 15°~30° 角进针，见回血放平针翼，沿静脉走向继续推 0.2cm，固定留置针后撤出针芯 0.5cm，持针座将套管完全送入静脉，再安全撤出针芯，置于锐器盒

固定针头
- 三松：一手固定针柄，松开止血带，嘱病人松拳，松开调节夹
- 固定：待药液滴入通畅后，用无菌敷贴做密闭式固定
- 贴记录胶布：注明置管日期、时间并签名；延长管 U 形固定

调节滴速
- 根据病人年龄、病情、药物性质调节滴速或遵医嘱调节滴速（在输液卡和瓶贴上记录并签名）

整理、观察
- 再次核对，告知注意事项，整理用物，观察局部及全身反应，及时更换药液

输液完毕或再次输液
- 封管：输液结束，分离接头和输液器，常规消毒，将封管液注射器连接输液接头脉冲式封管，正压封管
- 再次输液时，常规消毒接头，冲管，连接输液器

拔管
- 松胶布，揭去无菌敷贴，关闭调节器，迅速拔出套管针，棉签按压至不出血

整理用物
- 协助病人取舒适体位，整理床单位
- 清理用物，剪断输液器，针头置于锐器盒中
- 用物分类处理

洗手、记录
- 洗手，脱口罩
- 记录停止输液的时间及病人反应

静脉留置针
1. 保护血管，减少反复穿刺造成的痛苦和血管损伤。
2. 适用于长期输液、静脉穿刺困难者、年老体弱者及化疗、脱水、大手术后危重病人的支持疗法。
3. 中心静脉压的测定。

留置针护理
1. 防阻塞：保护有留置针肢体，避免肢体下垂。
2. 防脱落及局部渗漏：局部保持干燥，若局部肿胀立即拔出留置针。

人文素养
在连接留置针操作中，严格执行无菌操作原则，一次性连接到位以避免针头污染。以病人的利益为中心，避免医院感染。

人文素养
穿刺过程中，动作轻柔以防止针芯损伤，确保外套管在病人血管内，操作中加强与病人的沟通，分散其注意力，始终将病人感受放在首位。

无菌透明敷贴
1. 固定牢固，松紧度适宜，留置针末端完全包裹。
2. 无菌透明敷贴有利于观察穿刺点的情况，避免穿刺点及周围污染。
3. 为更换套管针提供依据。

常用封管液
1. 无菌生理盐水：每次 5~10mL，每隔 6~8 小时冲管 1 次。
2. 稀肝素溶液：10~100U/mL，每次 2~5mL。
3. 预冲式注射器。

数字资源

【案例】

张某，女，35 岁。因恶心、呕吐、腹痛 2 天入院，诊断为急性胃肠炎。
医嘱：0.9% 氯化钠注射液 250mL，立即行静脉滴注。

【操作视频】

头皮针静脉输液技术　　　　　　　留置针静脉输液技术

项目九　鼻饲技术

　　鼻饲技术是指对昏迷病人及因口腔疾患、上消化道肿瘤导致吞咽困难、不能张口等病人，将导管经鼻腔插入胃内，从管内灌注流质食物、水分和药物的方法。

操作目的

　　对不能经口进食的病人，从鼻胃管注入流质食物或药物，以维持病人营养和治疗的需要。

环境与用物

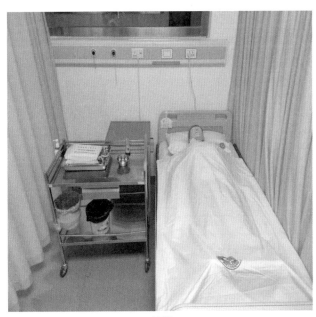

环境　　　　　　　　　　　　　　　　　　　　用物

操作流程图

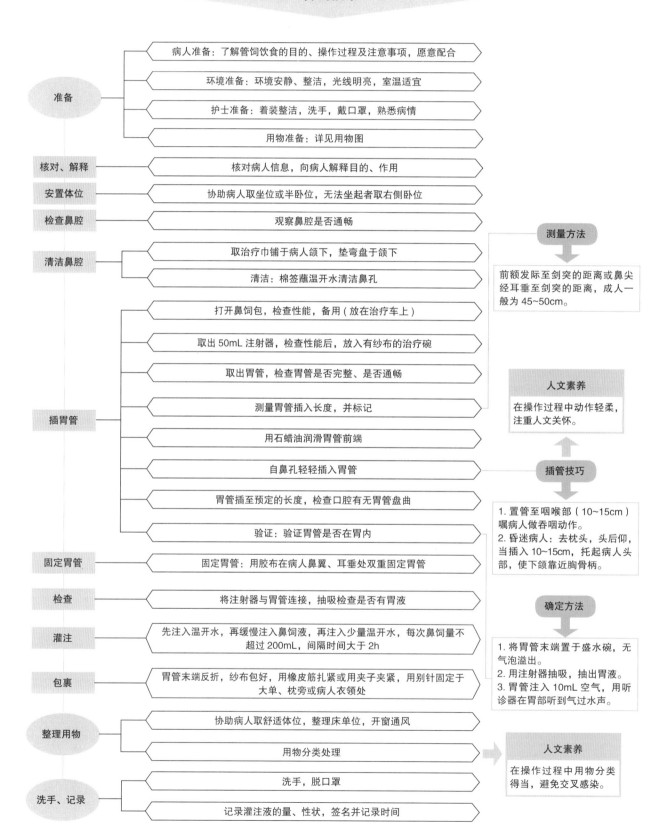

鼻饲技术

准备
- 病人准备：了解管饲饮食的目的、操作过程及注意事项，愿意配合
- 环境准备：环境安静、整洁，光线明亮，室温适宜
- 护士准备：着装整洁，洗手，戴口罩，熟悉病情
- 用物准备：详见用物图

核对、解释　核对病人信息，向病人解释目的、作用

安置体位　协助病人取坐位或半卧位，无法坐起者取右侧卧位

检查鼻腔　观察鼻腔是否通畅

清洁鼻腔
- 取治疗巾铺于病人颌下，垫弯盘于颌下
- 清洁：棉签蘸温开水清洁鼻孔

测量方法

前额发际至剑突的距离或鼻尖经耳垂至剑突的距离，成人一般为45~50cm。

插胃管
- 打开鼻饲包，检查性能，备用（放在治疗车上）
- 取出50mL注射器，检查性能后，放入有纱布的治疗碗
- 取出胃管，检查胃管是否完整、是否通畅
- 测量胃管插入长度，并标记
- 用石蜡油润滑胃管前端
- 自鼻孔轻轻插入胃管
- 胃管插至预定的长度，检查口腔有无胃管盘曲
- 验证：验证胃管是否在胃内

人文素养

在操作过程中动作轻柔，注重人文关怀。

插管技巧

1. 置管至咽喉部（10~15cm）嘱病人做吞咽动作。
2. 昏迷病人：去枕头，头后仰，当插入10~15cm，托起病人头部，使下颌靠近胸骨柄。

固定胃管　固定胃管：用胶布在病人鼻翼、耳垂处双重固定胃管

检查　将注射器与胃管连接，抽吸检查是否有胃液

灌注　先注入温开水，再缓慢注入鼻饲液，再注入少量温开水，每次鼻饲量不超过200mL，间隔时间大于2h

包裹　胃管末端反折，纱布包好，用橡皮筋扎紧或用夹子夹紧，用别针固定于大单、枕旁或病人衣领处

确定方法

1. 将胃管末端置于盛水碗，无气泡溢出。
2. 用注射器抽吸，抽出胃液。
3. 胃管注入10mL空气，用听诊器在胃部听到气过水声。

整理用物
- 协助病人取舒适体位，整理床单位，开窗通风
- 用物分类处理

人文素养

在操作过程中用物分类得当，避免交叉感染。

洗手、记录
- 洗手，脱口罩
- 记录灌注液的量、性状，签名并记录时间

数字资源

【案例】

李某，男，45 岁。因车祸致头部颅内血肿急诊入院，在全麻下行颅内血肿清除术。术后第 3 天，病人呈浅昏迷状态，生命体征平稳，给予脱水、消炎、止血药物治疗。

医嘱：鼻饲流食，每日 2 次。

【操作视频】

鼻饲技术

项目十   导尿术

导尿术（catheterization）是指在严格无菌操作下，用无菌导尿管经尿道插入膀胱引出尿液的方法。导尿后将导尿管保留在膀胱内以引流出尿液的方法则称为留置导尿术（retention catheterization）。

在导尿过程中若操作不当极易造成膀胱、尿道黏膜的损伤，使用的导尿物品被污染等均可导致细菌侵入，引起医源性感染。因此，为病人导尿时必须严格执行无菌操作原则。

操作目的

1. 为尿潴留病人引流出尿液，减轻病人痛苦。
2. 协助临床诊断。
3. 为膀胱肿瘤病人进行膀胱化疗。

环境与用物

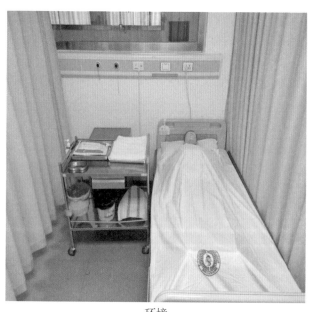

环境

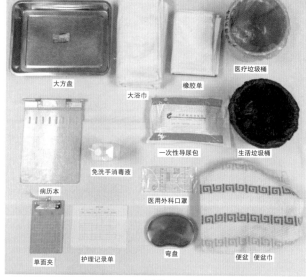

用物

操作流程图

女性病人导尿术

准备

病人准备：了解导尿的目的、过程、注意事项及配合要点；根据病人自理能力，嘱其自行清洗或协助清洗外阴

环境准备：酌情关闭门窗，围帘或屏风遮挡病人，保持合适的室温及适宜的光亮

护士准备：着装整洁，修剪指甲，洗手，戴口罩

用物准备：详见用物图

尿管选择

成人一般用 10-12 号导尿管，小儿宜选用 8-10 号导尿管。

核对、解释

再次核对病人信息，向病人解释目的，取得配合

清洗外阴

遮挡病人，自行清洗外阴，不能自理者协助清洗

人文素养

操作中尊重病人隐私，脱下其对侧裤腿盖在近侧腿部，并盖上浴巾，对侧腿用盖被盖住，减少暴露并注意保暖。生命与健康不应该有禁区，面对异性病人应树立正确的人生观，维护病人尊严。

体位安置

协助病人取屈膝仰卧位，两腿略外展，保护隐私

垫巾、开包

将一次性垫巾垫于臀下，弯盘置于会阴处，检查并打开导尿包，取出初次消毒用物，倒出消毒液棉球

消毒、导尿

初步消毒：一只手戴上手套，另一只手持镊子夹取棉球依次消毒阴阜、大阴唇、小阴唇、尿道口，消毒完脱下手套置于弯盘内，并将弯盘及小方盘移至床尾

消毒操作要点

1. 每个棉球限用 1 次。
2. 消毒尿道口，稍停片刻，使消毒液充分与尿道黏膜接触，增强效果。
3. 初次消毒顺序为由外向内，自上而下。
4. 再次消毒顺序为由内向外再向内，自上而下；不可松开固定小阴唇的手。

开包铺巾：消毒双手；于病人双腿间按无菌要求打开导尿包；戴无菌手套，铺洞巾，暴露会阴处，洞巾与治疗巾内层形成一无菌区域

润滑导尿管，减轻其对黏膜的刺激和插管时的阻力

管管连接：将导尿管和集尿袋的引流管连接，取消毒液棉球置于弯盘内

再次消毒：弯盘置于会阴处，一手拇指与示指分开并固定小阴唇，一手持镊子夹取棉球，依次消毒尿道口、两侧小阴唇、尿道口。污染棉球、弯盘、镊子放床尾

插导尿管：一手固定小阴唇，另一手将方盘置于洞巾口旁，嘱病人深呼吸，用另一镊子夹持导尿管对准尿道口轻轻插入尿道 4~6cm，见尿液流出后再插入 1~2cm

插管操作要点

1. 深呼吸可减轻腹肌和尿道黏膜肌的紧张，便于插管。
2. 插管时动作应轻柔，避免损伤尿道黏膜。
3. 如导尿管滑出，疑有污染时应更换。
4. 对老年女性病人应仔细辨认，如果误入阴道，重新更换无菌导尿管。

引流尿液：将尿液引流到集尿袋或方盘，如做尿培养，用无菌标本瓶接取中段尿液 5mL

拔出导尿管

导尿毕，拔出导尿管，撤去洞巾，擦净会阴

整理用物

导尿用物弃于医用垃圾桶内，撤出病人臀下一次性垫巾

脱去手套，协助病人穿裤子，取舒适体位，整理床单位

用物分类处理，测量尿量，尿标本贴标签送检

洗手、记录

洗手，脱口罩，记录

操作流程图

男性病人留置导尿术

准备
- 病人准备：了解导尿的目的、过程、注意事项及配合要点；根据病人自理能力，嘱其自行清洗或协助清洗外阴
- 环境准备：酌情关闭门窗，围帘或屏风遮挡病人，保持合适的室温及适宜的光亮
- 护士准备：着装整洁，修剪指甲，洗手，戴口罩
- 用物准备：详见用物图

核对、解释
- 再次核对病人信息，向病人解释目的，取得配合

清洗外阴
- 遮挡病人，自行清洗外阴，不能自理者协助清洗

体位安置
- 协助病人取屈膝仰卧位，两腿略外展，保护隐私

垫巾、开包
- 将一次性垫巾垫于臀下，弯盘置于会阴处，检查并打开导尿包，取出初次消毒用物，倒出消毒液棉球

消毒、导尿
- 初步消毒：一只手戴上手套，另一只手持镊子夹取棉球依次消毒阴阜、阴茎背侧、阴茎腹侧、阴囊、尿道外口、尿道口、龟头、冠状沟，消毒完脱下手套置于弯盘内，并将弯盘及小方盘移至床尾
- 开包铺巾：消毒双手；于病人双腿间按无菌要求打开导尿包；戴无菌手套，铺洞巾，暴露会阴处，洞巾与治疗巾内层形成一无菌区域
- 润滑导尿管，减轻其对黏膜的刺激和插管时的阻力
- 管管连接：将导尿管和集尿袋的引流管连接，取消毒液棉球置于弯盘内
- 再次消毒：弯盘置于会阴处，一手用纱布包住阴茎将包皮向后推，另一手持镊子夹取棉球再次消毒尿道口、龟头及冠状沟数次。污染棉球、弯盘、镊子放床尾
- 插导尿管：固定阴茎并提起，使之与腹壁成60°角，一手将方盘置于洞巾旁，嘱病人深呼吸，用另一镊子夹持导尿管前端，对准尿道口轻轻插入尿道20~22cm

固定尿管
- 插入导尿管，见尿后再插入7~10cm，再根据导尿管气囊容积，用无菌注射器注入等量无菌0.9%氯化钠溶液

撤去洞巾
- 排出尿液后，夹住导尿管尾端，脱去手套，移去洞巾

接集尿袋
- 将导尿管尾端与集尿袋相连接后，开放导尿管，用橡皮圈和安全别针将引流管固定在大单上

固定引流
- 将集尿袋固定于低于膀胱高度的床边，防止尿液反流

整理用物
- 协助病人穿裤子，取舒适卧位，整理病人床单位
- 向病人及家属告知留置导尿管注意事项；用物分类处理

洗手、记录
- 洗手，脱口罩，记录

人文素养

操作中尊重病人隐私，脱下对侧裤腿盖在近侧腿部，并盖上浴巾，对侧腿用盖被盖住，减少暴露并注意保暖。生命与健康不应该有禁区，面对异性病人应树立正确的人生观，维护病人尊严。

消毒操作要点

1. 每个棉球限用1次。
2. 自阴茎根部向尿道口擦拭。
3. 包皮和冠状沟易藏污垢，消毒时，用戴手套的手取无菌纱布包裹住阴茎将包皮向后推，暴露尿道外口，自尿道口向外向后旋转消毒，注意彻底消毒。

插管操作要点

1. 男性尿道"两个"弯曲，"三个"狭窄。
2. 阴茎上提，使耻骨前弯消失，利于插管。
3. 插管时略有阻力，稍停片刻，嘱病人深呼吸，再缓慢插入，以减轻尿道括约肌紧张，切忌用力过快、过猛而损伤尿道黏膜。

防止泌尿系统感染

1. 保持尿道口清洁。
2. 记录尿量并及时排空集尿袋，1次/日。
3. 定期更换导尿管，每周1次，硅胶导尿管酌情延长更换时间。
4. 鼓励病人多饮水，保持尿量>2000mL。
5. 膀胱功能锻炼，间歇性夹管。

每周1次尿常规检查，当发现尿液浑浊、沉淀、出现结晶，及时进行膀胱冲洗：①核对、解释；②排空膀胱；③溶液准备；④连接各管；⑤放液冲洗；⑥观察反应；⑦消毒清洗；⑧整理记录。

数字资源

【案例】

张某，女，38岁。患者于6小时前无明显诱因出现尿潴留，无尿频、尿急、尿烧灼感，无发热、腹痛及腰痛，无恶心、呕吐。发病后给予局部热敷及条件反射诱导，无效而来诊。既往体健，无肝炎、结核及遗传性疾病。无外伤手术及药物过敏史，BP 130/85mmHg，侧卧位（平卧时小腹胀痛明显而不敢平卧），神志清楚，表情痛苦，全身皮肤、黏膜无黄染，淋巴结无肿大，气管居中，双肺呼吸音正常，未闻及干、湿性啰音。心率80次/分，律齐，各瓣膜听诊区未闻及杂音，下腹部稍隆起，触诊胀痛明显，拒按压，无反跳痛、肌紧张，肝、脾未触及，肠鸣音正常存在。双下肢踝关节轻度水肿。

医嘱：导尿术。

【操作视频】

导尿术

项目十一　灌肠法

灌肠法是将一定量的液体由肛门灌入直肠，以帮助病人清洁肠道、排便、排气或由肠道供给药物，达到缓解症状、协助诊断和治疗疾病目的的方法。

根据目的的不同，灌肠可分为保留灌肠和不保留灌肠。不保留灌肠又根据灌入的液体量分为大量不保留灌肠和小量不保留灌肠。如果为了达到清洁肠道的目的而反复使用大量不保留灌肠，则称为清洁灌肠。

操作目的

1. 软化和清除粪便、解除便秘和肠胀气。
2. 清洁肠道，为肠道手术、检查或分娩做准备。
3. 稀释、清除肠道内的有害物质，减轻中毒。
4. 灌入低温液体，为高热病人降温。

环境与用物

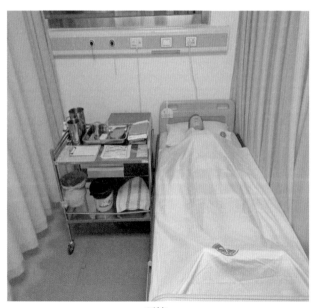

环境

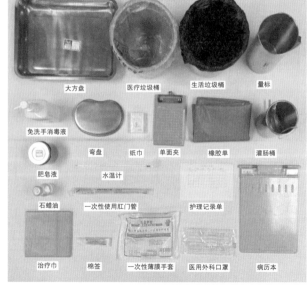

用物

操作流程图

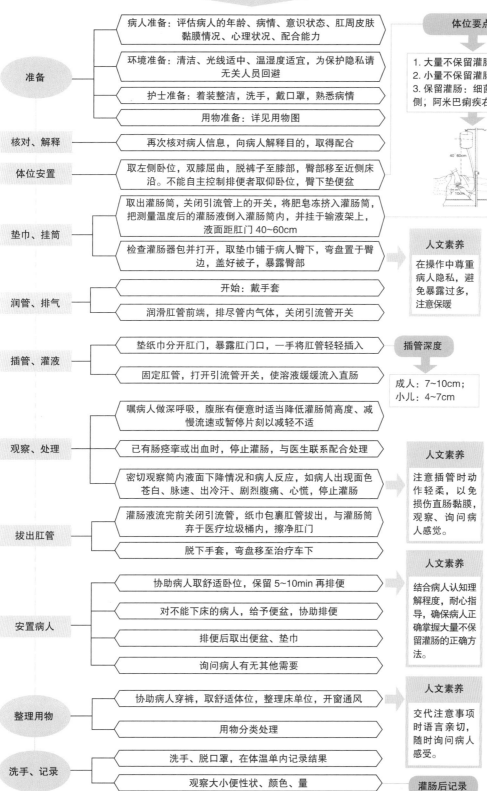

大量不保留灌肠

准备
- 病人准备：评估病人的年龄、病情、意识状态、肛周皮肤黏膜情况、心理状况、配合能力
- 环境准备：清洁、光线适中、温湿度适宜，为保护隐私请无关人员回避
- 护士准备：着装整洁，洗手，戴口罩，熟悉病情
- 用物准备：详见用物图

核对、解释
- 再次核对病人信息，向病人解释目的，取得配合

体位安置
- 取左侧卧位，双膝屈曲，脱裤子至膝部，臀部移至近侧床沿。不能自主控制排便者取仰卧位，臀下垫便盆

垫巾、挂筒
- 取出灌肠筒，关闭引流管上的开关，将肥皂冻挤入灌肠筒，把测量温度后的灌肠液倒入灌肠筒内，并挂于输液架上，液面距肛门 40~60cm
- 检查灌肠器包并打开，取垫巾铺于病人臀下，弯盘置于臀边，盖好被子，暴露臀部

润管、排气
- 开始：戴手套
- 润滑肛管前端，排尽管内气体，关闭引流管开关

插管、灌液
- 垫纸巾分开肛门，暴露肛门口，一手将肛管轻轻插入
- 固定肛管，打开引流管开关，使溶液缓缓流入直肠

观察、处理
- 嘱病人做深呼吸，腹胀有便意时适当降低灌肠筒高度、减慢流速或暂停片刻以减轻不适
- 已有肠痉挛或出血时，停止灌肠，与医生联系配合处理
- 密切观察筒内液面下降情况和病人反应，如病人出现面色苍白、脉速、出冷汗、剧烈腹痛、心慌，停止灌肠

拔出肛管
- 灌肠液流完前关闭引流管，纸巾包裹肛管拔出，与灌肠筒弃于医疗垃圾桶内，擦净肛门
- 脱下手套，弯盘移至治疗车下

安置病人
- 协助病人取舒适卧位，保留 5~10min 再排便
- 对不能下床的病人，给予便盆，协助排便
- 排便后取出便盆、垫巾
- 询问病人有无其他需要

整理用物
- 协助病人穿裤，取舒适体位，整理床单位，开窗通风
- 用物分类处理

洗手、记录
- 洗手、脱口罩，在体温单内记录结果
- 观察大小便性状、颜色、量

体位要点

1. 大量不保留灌肠：左侧。
2. 小量不保留灌肠：左侧。
3. 保留灌肠：细菌性痢疾左侧，阿米巴痢疾右侧。

灌肠溶液

1. 0.1%~0.2% 肥皂液，0.9%NS 溶液。
2. 成人每次用 500~1000mL，小儿 200~500mL。
3. 溶液温度 39~41℃，降温时 28~32℃。
4. 中暑用 4℃的 0.9%NS 溶液

常见灌肠法

1. 大量不保留灌肠：肝性脑病病人禁用肥皂水，心力衰竭禁用生理盐水；适用于便秘、肠胀气、清洁肠道等。
2. 小量不保留灌肠：常用"1、2、3"溶液或甘油；适用于腹部或盆腔手术后病人、危重病人等。
3. 保留灌肠：常用 10% 水合氯醛、2% 小檗碱、0.5%~1% 新霉素或其他抗生素；适用于镇静催眠、感染的病人等。

人文素养
在操作中尊重病人隐私，避免暴露过多，注意保暖

插管深度
成人：7~10cm；
小儿：4~7cm

人文素养
注意插管时动作轻柔，以免损伤直肠黏膜，观察、询问病人感觉。

人文素养
结合病人认知理解程度，耐心指导，确保病人正确掌握大量不保留灌肠的正确方法。

人文素养
交代注意事项时语言亲切，随时询问病人感受。

灌肠后记录

灌肠后排便一次记为 1/E，灌肠后无大便记为 0/E

数字资源

【案例】

　　李某，女，65 岁。因滑倒致股骨颈骨折入院手术，现为术后第 4 天，医嘱卧床休养。病人主诉已 3 天未排大便，感觉腹痛、腹胀、乏力，触诊腹部较硬实且紧张。

　　医嘱：0.1% 温肥皂水 500mL 大量不保留灌肠。

【操作视频】

大量不保留灌肠

项目十二　氧气吸入

氧气吸入法是指通过给氧，提高动脉血氧分压（PaO_2）和动脉血氧饱和度（SaO_2），增加动脉血的氧含量（CaO_2），纠正各种原因造成的缺氧状态，促进组织的新陈代谢，维持机体生命活动的一种治疗方法。临床常用的供氧装置有两种，即氧气筒和中心供氧装置。

操作目的

1. 纠正各种原因造成的缺氧状态，提高 PaO_2 和 SaO_2，增加 CaO_2。
2. 促进组织的新陈代谢，维持机体生命活动。

环境与用物

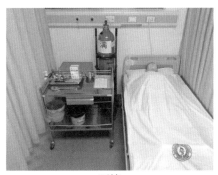

环境

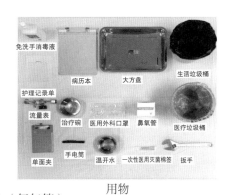

用物

氧气吸入（氧气筒）

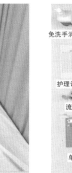

环境

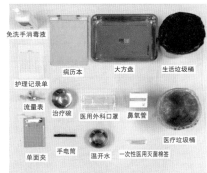

用物

氧气吸入（中心供氧）

操作流程图

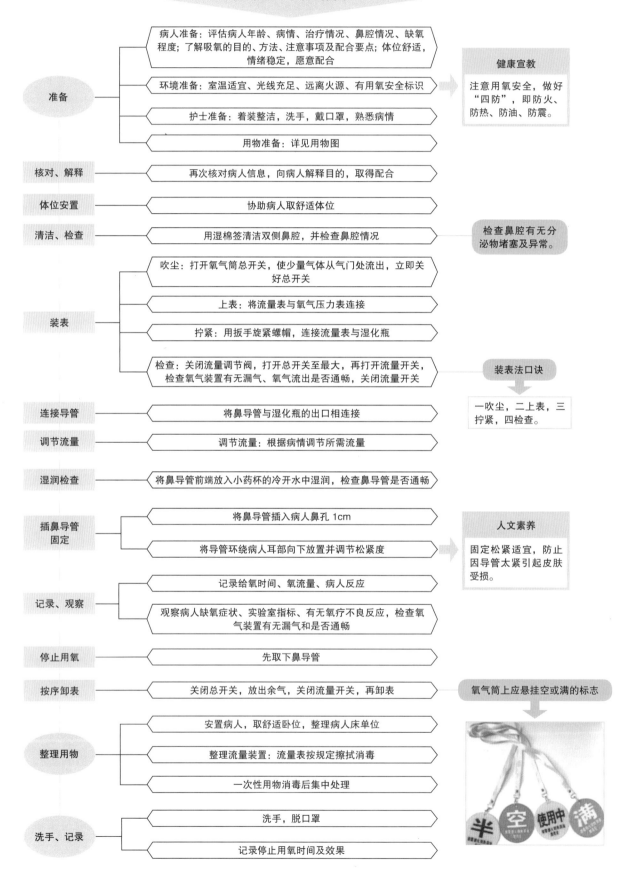

氧气吸入（氧气筒）

准备
- 病人准备：评估病人年龄、病情、治疗情况、鼻腔情况、缺氧程度；了解吸氧的目的、方法、注意事项及配合要点；体位舒适，情绪稳定，愿意配合
- 环境准备：室温适宜、光线充足、远离火源、有用氧安全标识
- 护士准备：着装整洁，洗手，戴口罩，熟悉病情
- 用物准备：详见用物图

健康宣教
注意用氧安全，做好"四防"，即防火、防热、防油、防震。

核对、解释
再次核对病人信息，向病人解释目的，取得配合

体位安置
协助病人取舒适体位

清洁、检查
用湿棉签清洁双侧鼻腔，并检查鼻腔情况

检查鼻腔有无分泌物堵塞及异常。

装表
- 吹尘：打开氧气筒总开关，使少量气体从气门处流出，立即关好总开关
- 上表：将流量表与氧气压力表连接
- 拧紧：用扳手旋紧螺帽，连接流量表与湿化瓶
- 检查：关闭流量调节阀，打开总开关至最大，再打开流量开关，检查氧气装置有无漏气、氧气流出是否通畅，关闭流量开关

装表法口诀
一吹尘，二上表，三拧紧，四检查。

连接导管
将鼻导管与湿化瓶的出口相连接

调节流量
调节流量：根据病情调节所需流量

湿润检查
将鼻导管前端放入小药杯的冷开水中湿润，检查鼻导管是否通畅

插鼻导管固定
- 将鼻导管插入病人鼻孔 1cm
- 将导管环绕病人耳部向下放置并调节松紧度

人文素养
固定松紧适宜，防止因导管太紧引起皮肤受损。

记录、观察
- 记录给氧时间、氧流量、病人反应
- 观察病人缺氧症状、实验室指标、有无氧疗不良反应，检查氧气装置有无漏气和是否通畅

停止用氧
先取下鼻导管

按序卸表
关闭总开关，放出余气，关闭流量开关，再卸表

氧气筒上应悬挂空或满的标志

整理用物
- 安置病人，取舒适卧位，整理病人床单位
- 整理流量装置：流量表按规定擦拭消毒
- 一次性用物消毒后集中处理

洗手、记录
- 洗手，脱口罩
- 记录停止用氧时间及效果

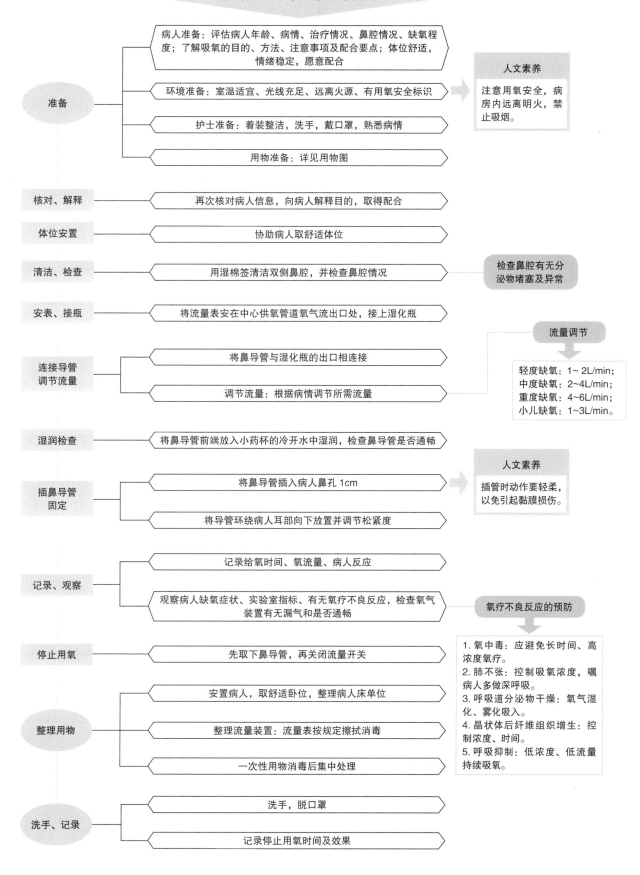

氧气吸入（中心供氧装置）

准备
- 病人准备：评估病人年龄、病情、治疗情况、鼻腔情况、缺氧程度；了解吸氧的目的、方法、注意事项及配合要点；体位舒适，情绪稳定，愿意配合
- 环境准备：室温适宜、光线充足、远离火源、有用氧安全标识
- 护士准备：着装整洁，洗手，戴口罩，熟悉病情
- 用物准备：详见用物图

人文素养
注意用氧安全，病房内远离明火，禁止吸烟。

核对、解释
再次核对病人信息，向病人解释目的，取得配合

体位安置
协助病人取舒适体位

清洁、检查
用湿棉签清洁双侧鼻腔，并检查鼻腔情况

检查鼻腔有无分泌物堵塞及异常

安表、接瓶
将流量表安在中心供氧管道氧气流出口处，接上湿化瓶

连接导管 调节流量
- 将鼻导管与湿化瓶的出口相连接
- 调节流量：根据病情调节所需流量

流量调节
轻度缺氧：1~2L/min；
中度缺氧：2~4L/min；
重度缺氧：4~6L/min；
小儿缺氧：1~3L/min。

湿润检查
将鼻导管前端放入小药杯的冷开水中湿润，检查鼻导管是否通畅

插鼻导管 固定
- 将鼻导管插入病人鼻孔 1cm
- 将导管环绕病人耳部向下放置并调节松紧度

人文素养
插管时动作要轻柔，以免引起黏膜损伤。

记录、观察
- 记录给氧时间、氧流量、病人反应
- 观察病人缺氧症状、实验室指标、有无氧疗不良反应，检查氧气装置有无漏气和是否通畅

氧疗不良反应的预防

停止用氧
先取下鼻导管，再关闭流量开关

1. 氧中毒：应避免长时间、高浓度氧疗。
2. 肺不张：控制吸氧浓度，嘱病人多做深呼吸。
3. 呼吸道分泌物干燥：氧气湿化、雾化吸入。
4. 晶状体后纤维组织增生：控制浓度、时间。
5. 呼吸抑制：低浓度、低流量持续吸氧。

整理用物
- 安置病人，取舒适卧位，整理病人床单位
- 整理流量装置：流量表按规定擦拭消毒
- 一次性用物消毒后集中处理

洗手、记录
- 洗手，脱口罩
- 记录停止用氧时间及效果

数字资源

【案例】

秦某，33岁。以"咳嗽、咳痰伴胸闷、气短两周"为主诉入院。病人神志清楚，口唇发绀，肺部听诊呼吸音减低，叩诊呈轻度浊音，血氧饱和度为75%。

医嘱：氧气吸入，2L/min。

【操作视频】

氧气吸入（氧气筒）　　　　　　　　氧气吸入（中心供氧装置）

项目十三　雾化吸入

雾化吸入法（inhalation）是现代呼吸系统疾病的重要治疗手段之一，尤其在施行气管内插管、气管切开，使用机械呼吸机，外科手术后咳嗽、多痰时，是必不可少的治疗措施。此外，对于呼吸道感染、哮喘、COPD 等呼吸系统疾病，雾化吸入法辅助治疗效果显著。临床常用的有两种，即超声雾化吸入法和氧气雾化吸入法。

操作目的

1. 治疗呼吸道感染、消除炎症及水肿。
2. 稀释痰液，帮助祛痰。
3. 解除支气管痉挛，改善通气功能。
4. 保持呼吸道湿润。

环境与用物

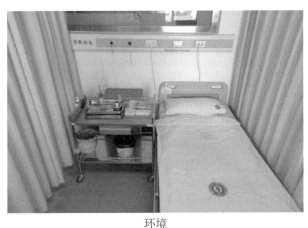

环境

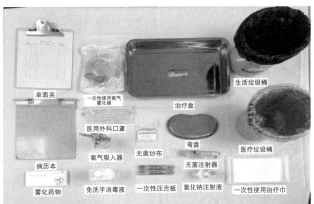

用物

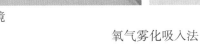

氧气雾化吸入法

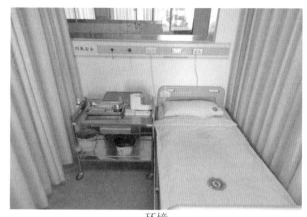

环境

超声雾化吸入法

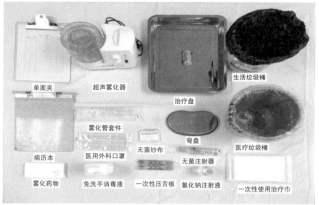

单面夹　　超声雾化器　　　　　　　　　　生活垃圾桶
　　　　　　　　　　　　　　　　治疗盘
　　　　　雾化管套件　　　　无菌纱布　　　弯盘　　　医疗垃圾桶
病历本　　医用外科口罩　　　　　　无菌注射器
雾化药物　　免洗手消毒液　一次性压舌板　氯化钠注射液　一次性使用治疗巾

用物

操作流程图

氧气雾化吸入法

准备

病人准备：评估病人病情、口腔情况、合作程度

环境准备：清洁、光线适中、温湿度适宜

护士准备：着装整洁，洗手，戴口罩，熟悉病情

用物准备：详见用物图

配药

查对标签：药名、剂量、浓度、有效期

检查质量：密封包装有无破损，药液有无变质

铺无菌盘，配制药液

核对、解释

再次核对病人信息，向病人解释目的，取得配合

体位安置

取舒适体位，必要时协助病人漱口

连接、加药

连接氧气装置：将氧气装置与中心供氧输出口连接

加药：将雾化药液加入雾化器中

连接雾化器：将雾化器进口与氧气装置输出口连接

指导、观察

指导病人手持雾化器，面罩扣住口鼻或将口含嘴放入口中，紧闭嘴唇用嘴深吸气，用鼻缓呼气，反复进行至药液吸完

观察：观察病人是否有效吸入，询问反应；吸入时间10~15min，若连续使用，间隔30min

整理用物

治疗结束：擦面，取雾化器，关闭氧气，若吸入激素类药液应协助病人漱口

协助病人取舒适体位

整理床单位，告知注意事项

用物分类处理

洗手、记录

洗手，脱口罩

记录雾化开始、结束时间，病人反应，医嘱单签名及记录执行时间

常用雾化药物

1. 生理盐水：稀释药液，湿润气道。
2. 抗生素：治疗呼吸道感染。
3. 地塞米松：消除水肿。
4. 氨茶碱、沙丁胺醇：解除支气管水肿。
5. α-糜蛋白酶、乙酰半胱氨酸、溴已新：祛痰。
6. 布地奈德：消炎、止咳、解痉。

人文素养

结合病人认知理解程度，耐心指导，确保病人正确掌握吸入方法。

痰液黏稠病人需雾化后给予叩背排痰

1. 顺序：从肺底开始，自下而上，由外向内。
2. 频率：120~180次/分。
3. 手法：手掌合成空杯状。
4. 指导有效咳嗽。

若雾化吸入、叩背排痰后痰液仍不能排出时，应进行吸痰，保持气道通畅。

超声雾化吸入法

准备
- 病人准备：评估病人病情、口腔情况、合作程度
- 环境准备：清洁、光线适中、温湿度适宜
- 护士准备：着装整洁，洗手，戴口罩，熟悉病情
- 用物准备：详见用物图片

人文素养

评估病情要认真严谨、正确，选择合适的雾化吸入方法。如：哮喘病人禁用超声雾化吸入法，避免诱发哮喘发作。

配药
- 加蒸馏水：水槽内加入冷蒸馏水，浸没透声膜
- 查对标签：药名、剂量、浓度、有效期
- 配药：将药液注入雾化罐

常用雾化药物

1. 生理盐水：稀释药液，湿润气道。
2. 抗生素：治疗呼吸道感染。
3. 地塞米松：消除水肿。
4. 氨茶碱、沙丁胺醇：解除支气管水肿。
5. α-糜蛋白酶、乙酰半胱氨酸、溴已新：祛痰。
6. 布地奈德：消炎、止咳、解痉。

核对、解释
- 再次核对病人信息，向病人解释目的，取得配合

体位安置
- 取舒适体位，必要时协助病人漱口

连接调节
- 接通电源，打开电源开关，再打开雾化开关
- 连接螺纹管和口含嘴
- 调节雾量，大小适宜

指导、观察
- 指导病人手持雾化器，面罩扣住口鼻或将口含嘴放入口中，嘱紧闭嘴唇用嘴深吸气，用鼻缓呼气，反复进行至药液吸完
- 观察：观察病人是否有效吸入，询问反应；吸入时间10~15min，若连续使用，间隔30min

人文素养

结合病人认知理解程度，耐心指导，确保病人正确掌握吸入方法。

整理用物
- 治疗结束：擦面，取雾化器，先关闭雾化开关，再关闭电源；若吸入激素类药液，应协助病人漱口
- 协助病人取舒适体位
- 整理床单位，告知注意事项
- 用物分类处理

痰液黏稠病人需雾化后给予叩背排痰

1. 顺序：从肺底开始，自下而上，由外向内。
2. 频率：120~180 次/分。
3. 手法：手掌合成空杯状。
4. 指导有效咳嗽。

若雾化吸入、叩背排痰后痰液仍不能排出，应进行吸痰，以保持气道通畅。

洗手、记录
- 洗手，脱口罩
- 记录雾化开始、结束时间，病人反应，医嘱单签名及写执行时间

数字资源

【案例】

　　李某，50岁。3天前外出旅游受凉后感冒，今晨出现呼吸困难、咳嗽、咳痰，且痰液黏稠不易咳出，口唇发绀，有痰鸣音，神志清楚。因"慢性支气管炎"收住入院。

　　医嘱：盐酸氨溴索15mg+生理盐水，雾化吸入，每日2次。

氧气雾化吸入法

超声雾化吸入法

项目十四　海姆立克急救法

海姆立克急救法又叫腹部冲击疗法，是给膈肌下软组织以突然向上的压力，迫使肺内残留的空气形成气流快速进入气管，从而将堵在气管内的异物冲出。这是一种简便有效的抢救异物卡喉窒息的急救方法。

操作目的

海姆立克急救法的目的是排出呼吸道异物，保持呼吸道通畅。

用物

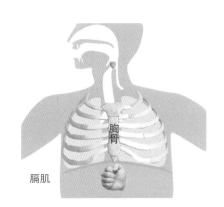

胸骨

膈肌

腹部冲击

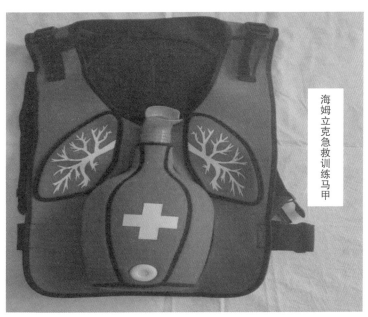

海姆立克急救训练马甲

用物

操作流程图

成人海姆立克急救法

| 判断 | 病人窒息痛苦样表情，不能说话，口唇、面色青紫 |

人文素养

安抚病人，减轻病人的焦虑和恐惧。

| 咳嗽 | 鼓励病人咳嗽，将异物排出 |

腹部冲击

立位：站立于病人的身后，双手环绕病人腰部，一手握拳，放于病人剑突与脐部之间连线终点处，另一手握住拳头紧压腹部，用力向内、向上连续冲击腹部 4~6 次，如此重复进行，直到异物被排出

卧位法：适用于神志不清病人或者施救者太矮小不能环抱病人时。病人取仰卧位，施救者骑跨在病人大腿上，一只手掌对准病人剑突与脐部之间连线中点，另一只手放于掌上，快速向内、向上用力连续向腹部冲击 4~6 次，如此重复进行，直到异物被排出

自救法：适用于神志清楚病人自救。病人一手握拳，拇指侧顶住腹部，放于剑突与脐之间，另一只手握拳，向内、向上快速用力冲击腹部膈肌

站位胸部冲击法：适用于晚期孕妇或明显肥胖者，施救者站于病人身后，双臂位于病人腋窝下，环绕病人胸部，用手握拳放在病人的胸骨中央，避免按压剑突和肋骨缘，另一手握拳用力向后冲击，将异物排出

卧位胸部冲击法：用于海姆立克法无效且意识丧失的晚期孕妇和明显肥胖病人。病人仰卧位，施救者膝盖靠近病人侧面，手放置于胸外按压的位置，成人在胸骨下端

| 观察、告知 | 观察、询问病人感觉，告知病人注意事项 |

整理用物

| | 协助病人取舒适体位 |
| | 清理用物 |

| 洗手、记录 | 洗手，记录病人异常情况 |

婴儿海姆立克急救法

判断 —— 病人窒息痛苦样表情（手掐咽喉部："V"形手势），不能说话，口唇、面色青紫 →

人文素养

安抚病人，减轻病人的焦虑和恐惧。

咳嗽 —— 鼓励病人咳嗽，将异物排出

背部拍击 —— 施救者取坐位，前臂放于大腿上，将患儿俯卧位于前臂上，手指张开拖住患儿下颌并固定头部，保持头低位；一只手的掌跟部在婴儿背部肩胛区用力叩击5次，拍背后保护婴儿颈部

腹部冲击 —— 小心将婴儿翻转过来，使其卧于另一只手的前臂上，前臂置于大腿上，继续维持头低位，实施5次胸部叩击。位置与胸外按压相同，每次1s

观察、告知 —— 观察、询问病人感觉，告知病人注意事项

1. 看到口中异物，小心取出。
2. 看不到异物，重复上述动作，直到异物排出。
3. 失去反应，必须采用心肺复苏术。

整理用物 ——
协助病人取舒适体位

清理用物

洗手、记录 —— 洗手，记录病人异常情况

数字资源

【案例】

　　张某，男，50岁。因发热、咳嗽4天入院，诊断为支气管肺炎。今天中午进食水果时突然出现剧烈呛咳、反射性呕吐，呼吸困难，发绀，一手掐住颈前喉部，不能说话。依据临床表现，判断其为噎食。护士立刻实施海姆立克急救法进行抢救。

【操作视频】

海姆立克急救法

项目十五　心肺复苏术

心肺复苏术（cardiopulmonary resuscitation, CPR），是指当呼吸终止、心跳停搏时，合并使用人工呼吸及胸外按压来进行急救的一种技术。

心脏骤停是指各种原因引起的、在未能预计的情况和时间内心脏突然停止搏动，从而导致有效心泵功能和有效循环突然中止，引起全身组织细胞严重缺血、缺氧和代谢障碍。心脏骤停一旦发生，10s左右病人即可出现意识丧失，4~6min后会造成病人脑和其他重要器官组织的不可逆损害，随后经数分钟过渡到生物学死亡。

操作目的

心肺复苏术的目的是恢复病人有效循环和呼吸功能，恢复全身血氧供应。

环境与用物

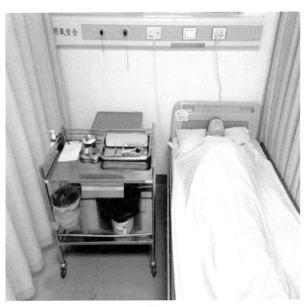

环境　　　　　　　　　　　　　　　用物

操作流程图

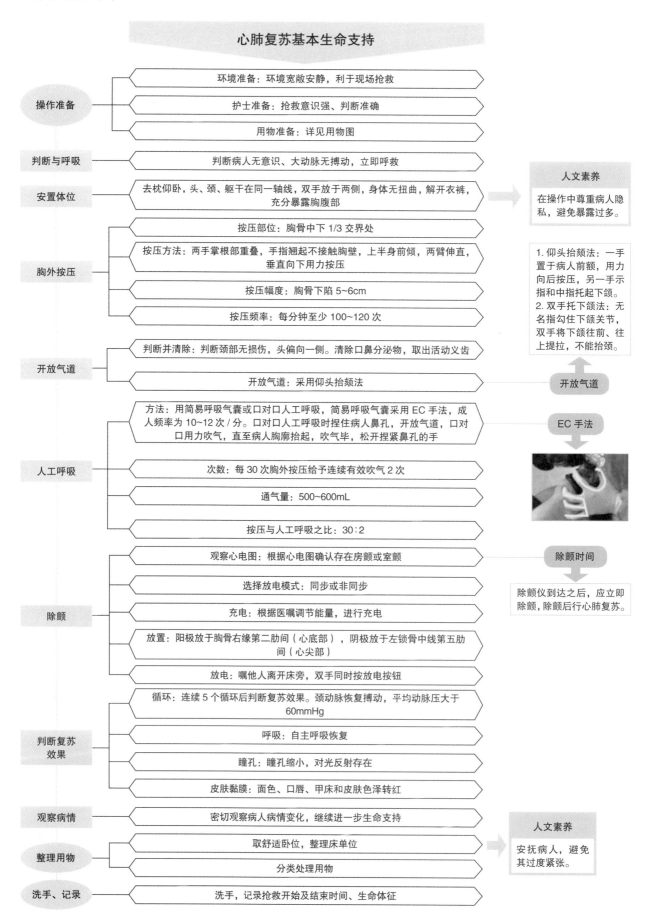

心肺复苏基本生命支持

操作准备
- 环境准备：环境宽敞安静，利于现场抢救
- 护士准备：抢救意识强、判断准确
- 用物准备：详见用物图

判断与呼吸
- 判断病人无意识、大动脉无搏动，立即呼救

安置体位
- 去枕仰卧，头、颈、躯干在同一轴线，双手放于两侧，身体无扭曲，解开衣裤，充分暴露胸腹部

胸外按压
- 按压部位：胸骨中下 1/3 交界处
- 按压方法：两手掌根部重叠，手指翘起不接触胸壁，上半身前倾，两臂伸直，垂直向下用力按压
- 按压幅度：胸骨下陷 5~6cm
- 按压频率：每分钟至少 100~120 次

开放气道
- 判断并清除：判断颈部无损伤，头偏向一侧。清除口鼻分泌物，取出活动义齿
- 开放气道：采用仰头抬颏法

人工呼吸
- 方法：用简易呼吸气囊或口对口人工呼吸，简易呼吸气囊采用 EC 手法，成人频率为 10~12 次 / 分。口对口人工呼吸时捏住病人鼻孔，开放气道，口对口用力吹气，直至病人胸廓抬起，吹气毕，松开捏紧鼻孔的手
- 次数：每 30 次胸外按压给予连续有效吹气 2 次
- 通气量：500~600mL
- 按压与人工呼吸之比：30∶2

除颤
- 观察心电图：根据心电图确认存在房颤或室颤
- 选择放电模式：同步或非同步
- 充电：根据医嘱调节能量，进行充电
- 放置：阳极放于胸骨右缘第二肋间（心底部），阴极放于左锁骨中线第五肋间（心尖部）
- 放电：嘱他人离开床旁，双手同时按放电按钮

判断复苏效果
- 循环：连续 5 个循环后判断复苏效果。颈动脉恢复搏动，平均动脉压大于 60mmHg
- 呼吸：自主呼吸恢复
- 瞳孔：瞳孔缩小，对光反射存在
- 皮肤黏膜：面色、口唇、甲床和皮肤色泽转红

观察病情
- 密切观察病人病情变化，继续进一步生命支持

整理用物
- 取舒适卧位，整理床单位
- 分类处理用物

洗手、记录
- 洗手，记录抢救开始及结束时间、生命体征

人文素养

在操作中尊重病人隐私，避免暴露过多。

1. 仰头抬颏法：一手置于病人前额，用力向后按压，另一手示指和中指托起下颌。
2. 双手托下颌法：无名指勾住下颌关节，双手将下颌往前、往上提拉，不能抬颈。

开放气道

EC 手法

除颤时间

除颤仪到达之后，应立即除颤，除颤后行心肺复苏。

人文素养

安抚病人，避免其过度紧张。

数字资源

【案例】

王某，男，55岁。心源性休克，突发呼吸、心搏骤停，颈动脉搏动消失。

医嘱：心肺复苏术，立即执行。

【操作视频】

心肺复苏术

项目十六　平车运送法

　　平车运送法是指使用平车转运不能起床病人的方法，在入院、出院、检查或治疗时，可根据病人的病情选用适宜的搬运方法，为病人提供帮助，以满足病人的需要。在搬运和运送过程中，护士必须能正确运用人体力学原理，以避免发生损伤，提高工作效率，并保证病人的安全与舒适。

操作目的

　　运送不能起床的病人入院、出院、外出检查、治疗、做手术。

环境与用物

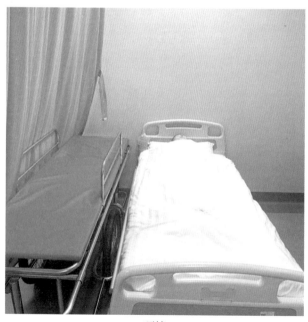

环境

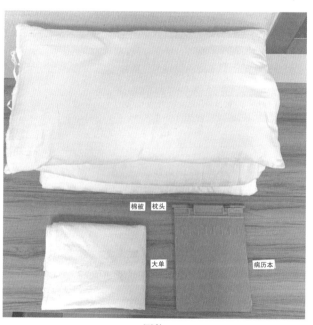

用物

操作流程图

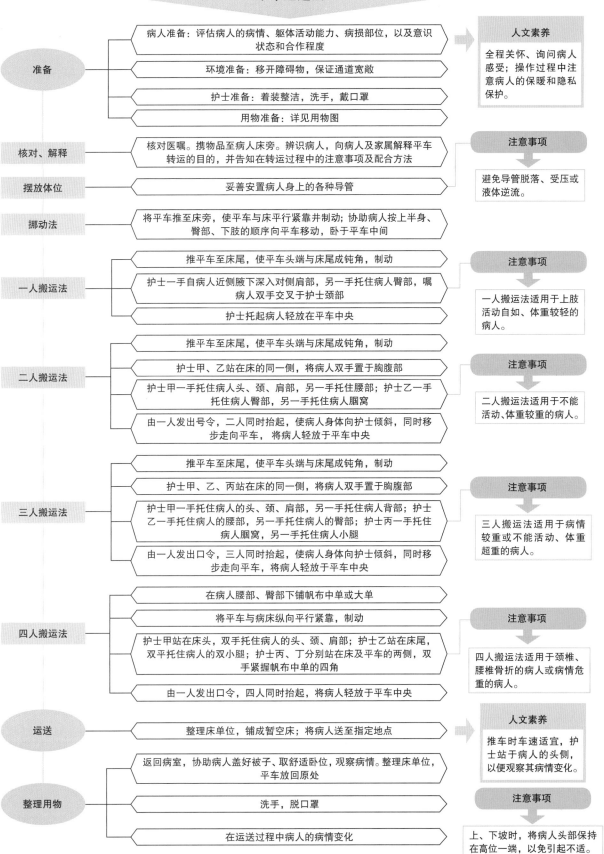

平车运送法

准备	病人准备：评估病人的病情、躯体活动能力、病损部位，以及意识状态和合作程度
	环境准备：移开障碍物，保证通道宽敞
	护士准备：着装整洁，洗手，戴口罩
	用物准备：详见用物图

人文素养

全程关怀、询问病人感受；操作过程中注意病人的保暖和隐私保护。

核对、解释：核对医嘱。携物品至病人床旁。辨识病人，向病人及家属解释平车转运的目的，并告知在转运过程中的注意事项及配合方法

摆放体位：妥善安置病人身上的各种导管

注意事项

避免导管脱落、受压或液体逆流。

挪动法：将平车推至床旁，使平车与床平行紧靠并制动；协助病人按上半身、臀部、下肢的顺序向平车移动，卧于平车中间

一人搬运法
- 推平车至床尾，使平车头端与床尾成钝角，制动
- 护士一手自病人近侧腋下深入对侧肩部，另一手托住病人臀部，嘱病人双手交叉于护士颈部
- 护士托起病人轻放在平车中央

注意事项

一人搬运法适用于上肢活动自如、体重较轻的病人。

二人搬运法
- 推平车至床尾，使平车头端与床尾成钝角，制动
- 护士甲、乙站在床的同一侧，将病人双手置于胸腹部
- 护士甲一手托住病人头、颈、肩部，另一手托住腰部；护士乙一手托住病人臀部，另一手托住病人腘窝
- 由一人发出号令，二人同时抬起，使病人身体向护士倾斜，同时移步走向平车，将病人轻放于平车中央

注意事项

二人搬运法适用于不能活动、体重较重的病人。

三人搬运法
- 推平车至床尾，使平车头端与床尾成钝角，制动
- 护士甲、乙、丙站在床的同一侧，将病人双手置于胸腹部
- 护士甲一手托住病人的头、颈、肩部，另一手托住病人背部；护士乙一手托住病人的腰部，另一手托住病人的臀部；护士丙一手托住病人腘窝，另一手托住病人小腿
- 由一人发出口令，三人同时抬起，使病人身体向护士倾斜，同时移步走向平车，将病人轻放于平车中央

注意事项

三人搬运法适用于病情较重或不能活动、体重超重的病人。

四人搬运法
- 在病人腰部、臀部下铺帆布中单或大单
- 将平车与病床纵向平行紧靠，制动
- 护士甲站在床头，双手托住病人的头、颈、肩部；护士乙站在床尾，双平托住病人的双小腿；护士丙、丁分别站在床及平车的两侧，双手紧握帆布中单的四角
- 由一人发出口令，四人同时抬起，将病人轻放于平车中央

注意事项

四人搬运法适用于颈椎、腰椎骨折的病人或病情危重的病人。

运送：整理床单位，铺成暂空床；将病人送至指定地点

人文素养

推车时车速适宜，护士站于病人的头侧，以便观察其病情变化。

整理用物	返回病室，协助病人盖好被子、取舒适卧位，观察病情。整理床单位，平车放回原处
	洗手，脱口罩
	在运送过程中病人的病情变化

注意事项

上、下坡时，将病人头部保持在高位一端，以免引起不适。

数字资源

【案例】

李某，男，36岁。由于车祸急诊入院，疑为颈椎损伤，左下肢开放性骨折，病人经急诊室抢救后病情基本稳定。

现将病人用平车运送至病房接受进一步治疗。

【操作视频】

平车运送法

下篇
专科技能

项目十七　末梢血糖监测

血糖监测是对血糖值的定期检查，是糖尿病诊断及治疗随访的必要手段。实施血糖监测可以更好地掌控糖尿病病人的血糖变化，对生活规律、活动、运动、饮食以及合理用药都具有重要的指导意义。

末梢血糖监测是用快速血糖仪，以微量指血监测血糖，1min 内测出结果，结果准确；使用采血笔和一次性针头使采血过程安全，血糖监测简便易行，能极大地方便住院和门诊病人。

操作目的

1. 监测病人的血糖变化，了解血糖控制效果。
2. 为治疗和护理提供依据。

环境与用物

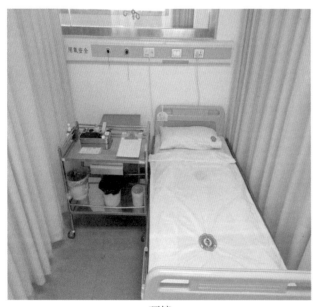

环境

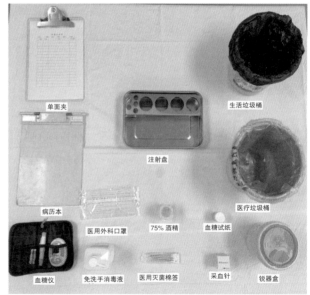

用物

操作流程图

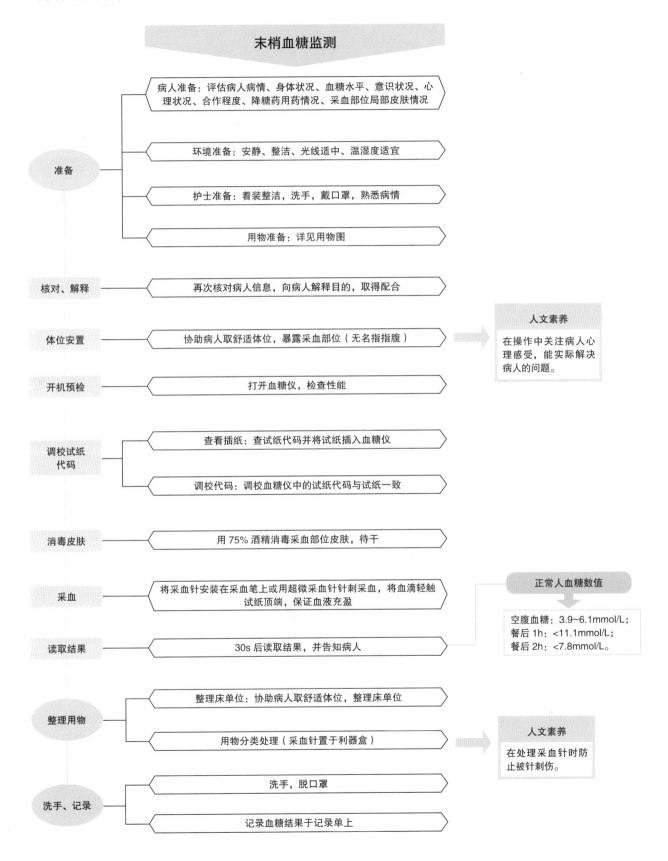

末梢血糖监测

准备
- 病人准备：评估病人病情、身体状况、血糖水平、意识状况、心理状况、合作程度、降糖药用药情况、采血部位局部皮肤情况
- 环境准备：安静、整洁、光线适中、温湿度适宜
- 护士准备：着装整洁，洗手，戴口罩，熟悉病情
- 用物准备：详见用物图

核对、解释：再次核对病人信息，向病人解释目的，取得配合

体位安置：协助病人取舒适体位，暴露采血部位（无名指指腹）

人文素养
在操作中关注病人心理感受，能实际解决病人的问题。

开机预检：打开血糖仪，检查性能

调校试纸代码
- 查看插纸：查试纸代码并将试纸插入血糖仪
- 调校代码：调校血糖仪中的试纸代码与试纸一致

消毒皮肤：用 75% 酒精消毒采血部位皮肤，待干

采血：将采血针安装在采血笔上或用超微采血针针刺采血，将血滴轻触试纸顶端，保证血液充盈

正常人血糖数值
空腹血糖：3.9~6.1mmol/L；
餐后 1h：<11.1mmol/L；
餐后 2h：<7.8mmol/L。

读取结果：30s 后读取结果，并告知病人

整理用物
- 整理床单位：协助病人取舒适体位，整理床单位
- 用物分类处理（采血针置于利器盒）

人文素养
在处理采血针时防止被针刺伤。

洗手、记录
- 洗手，脱口罩
- 记录血糖结果于记录单上

数字资源

【案例】

张某，男，45岁，小学文化，农民。病人发现血糖高4年，确诊时空腹血糖18mmol/L，尿糖＋＋，诊断为糖尿病，一直口服降糖药控制血糖。近1个月感到乏力、多尿、体重下降，目前因血糖高入院。

医嘱：监测末梢血糖。

【操作视频】

末梢血糖监测

项目十八　心电监护技术

心电监护是指通过显示屏连续观察监测心脏电活动情况的一种无创监测方法。心电监护可适时观察病情，提供可靠的有价值的心电活动指标，并指导实时处理，对于有心电活动异常的病人，如急性心肌梗死、各种心律失常等病人有重要使用价值。

操作目的

1. 对生命体征变化进行持续的动态监测和心电图变化监测。
2. 为临床诊断、治疗和护理提供依据。

环境与用物

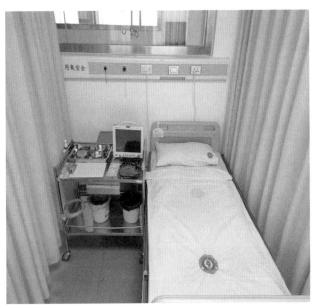

环境

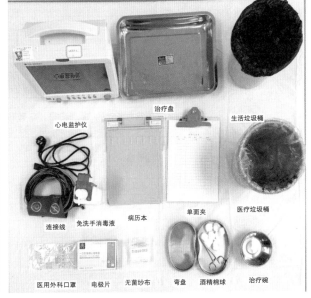

用物

操作流程图

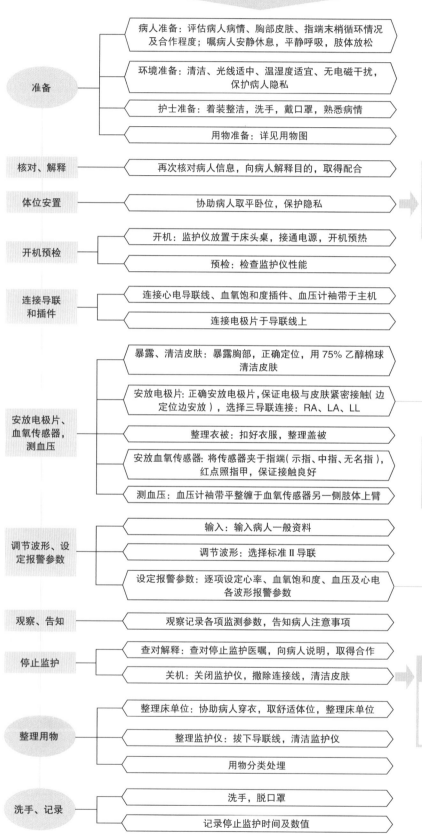

心电监护技术

准备
- 病人准备：评估病人病情、胸部皮肤、指端末梢循环情况及合作程度；嘱病人安静休息，平静呼吸，肢体放松
- 环境准备：清洁、光线适中、温湿度适宜、无电磁干扰，保护病人隐私
- 护士准备：着装整洁，洗手，戴口罩，熟悉病情
- 用物准备：详见用物图

核对、解释
- 再次核对病人信息，向病人解释目的，取得配合

体位安置
- 协助病人取平卧位，保护隐私

人文素养
在操作中尊重病人隐私，避免暴露过多，注意保暖。

开机预检
- 开机：监护仪放置于床头桌，接通电源，开机预热
- 预检：检查监护仪性能

连接导联和插件
- 连接心电导联线、血氧饱和度插件、血压计袖带于主机
- 连接电极片于导联线上

安放电极片、血氧传感器，测血压
- 暴露、清洁皮肤：暴露胸部，正确定位，用 75% 乙醇棉球清洁皮肤
- 安放电极片：正确安放电极片，保证电极与皮肤紧密接触（边定位边安放），选择三导联连接：RA、LA、LL
- 整理衣被：扣好衣服，整理盖被
- 安放血氧传感器：将传感器夹于指端（示指、中指、无名指），红点照指甲，保证接触良好
- 测血压：血压计袖带平整缠于血氧传感器另一侧肢体上臂

病情危重者、心脏病病人选择五导联：LA、RA、C、LL、RL
1. 右上（RA）：右锁骨中线第一肋间。
2. 右下（RL）：右锁骨中线剑突水平处。
3. 左上（LA）：左锁骨中线第一肋间。
4. 左下（LL）：左锁骨中线剑突水平处。
5. 中间（C）：胸骨左缘第四肋间。

调节波形、设定报警参数
- 输入：输入病人一般资料
- 调节波形：选择标准 II 导联
- 设定报警参数：逐项设定心率、血氧饱和度、血压及心电各波形报警参数

心电监护报警处理

查明报警原因，排除机器自身障碍、导联脱落问题，如出现病情变化，立即报告医生。

观察、告知
- 观察记录各项监测参数，告知病人注意事项

停止监护
- 查对解释：查对停止监护医嘱，向病人说明，取得合作
- 关机：关闭监护仪，撤除连接线，清洁皮肤

人文素养
撕电极片时动作轻柔，保护病人皮肤。

整理用物
- 整理床单位：协助病人穿衣，取舒适体位，整理床单位
- 整理监护仪：拔下导联线，清洁监护仪
- 用物分类处理

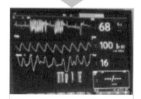

出现如图波形，提示室颤，立即通知医生，准备除颤。

洗手、记录
- 洗手，脱口罩
- 记录停止监护时间及数值

数字资源

【案例】

钱某，男，25岁，公司职员。因突发心悸、胸闷、乏力1天入院，心电图诊断：心房颤动。查体：T 36.0℃，P 98次/分，R 25次/分，BP 110/70mmHg。病人意识清楚，精神紧张。听诊心率124次/分，心律不齐，第一心音强弱不一。

医嘱：心电监护。

【操作视频】

心电监护技术

项目十九　心电图机的使用

心电图机是临床上用于观察和诊断各种心律失常、心肌病及冠状动脉供血情况,了解某些药物作用、电解质紊乱对心肌的影响、某些内分泌疾病对心肌影响的一种重要检查方法。

操作目的

1. 利用各电极诱导记录心脏搏动的电位变化,以判断心脏的状态。
2. 心律失常、心肌梗死疾病的诊断。
3. 电解质异常的诊断。
4. 药物副作用的判断。

环境与用物

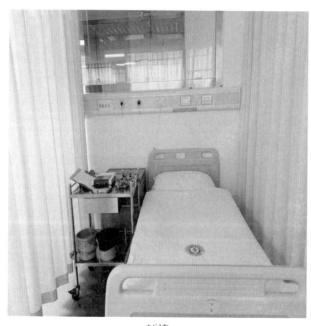

环境

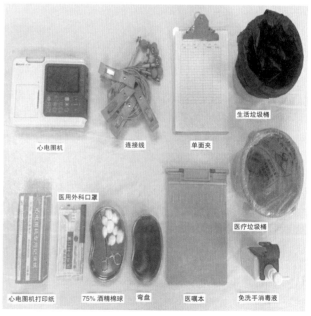

用物

操作流程图

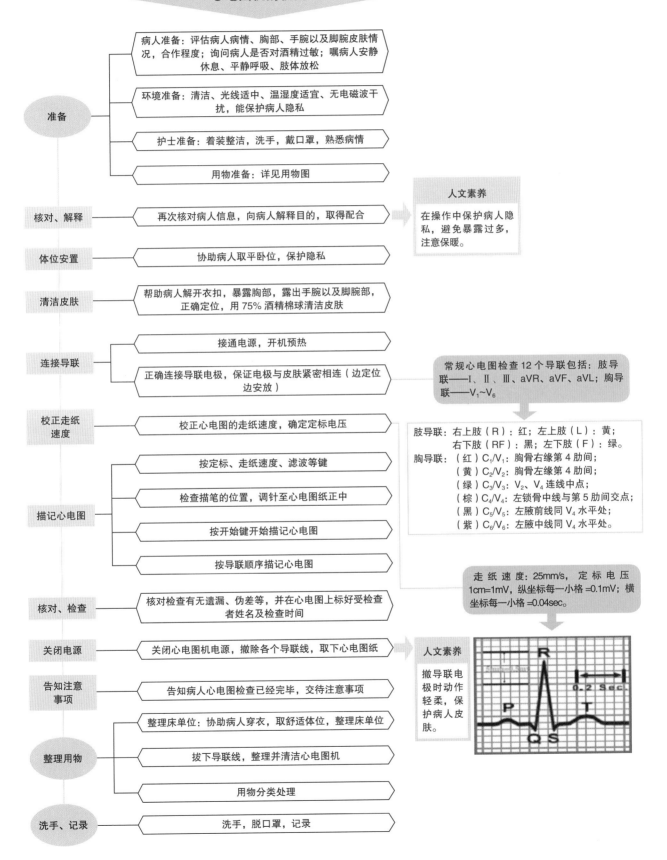

心电图机的使用

准备

病人准备：评估病人病情、胸部、手腕以及脚腕皮肤情况，合作程度；询问病人是否对酒精过敏；嘱病人安静休息、平静呼吸、肢体放松

环境准备：清洁、光线适中、温湿度适宜、无电磁波干扰，能保护病人隐私

护士准备：着装整洁，洗手，戴口罩，熟悉病情

用物准备：详见用物图

核对、解释
再次核对病人信息，向病人解释目的，取得配合

> **人文素养**
> 在操作中保护病人隐私，避免暴露过多，注意保暖。

体位安置
协助病人取平卧位，保护隐私

清洁皮肤
帮助病人解开衣扣，暴露胸部，露出手腕以及脚腕部，正确定位，用75%酒精棉球清洁皮肤

连接导联
接通电源，开机预热

正确连接导联电极，保证电极与皮肤紧密相连（边定位边安放）

> 常规心电图检查12个导联包括：肢导联——Ⅰ、Ⅱ、Ⅲ、aVR、aVF、aVL；胸导联——$V_1 \sim V_6$

> 肢导联：右上肢（R）：红；左上肢（L）：黄；右下肢（RF）：黑；左下肢（F）：绿。
> 胸导联：（红）C_1/V_1：胸骨右缘第4肋间；
> （黄）C_2/V_2：胸骨左缘第4肋间；
> （绿）C_3/V_3：V_2、V_4连线中点；
> （棕）C_4/V_4：左锁骨中线与第5肋间交点；
> （黑）C_5/V_5：左腋前线同V_4水平处；
> （紫）C_6/V_6：左腋中线同V_4水平处。

校正走纸速度
校正心电图的走纸速度，确定定标电压

描记心电图
按定标、走纸速度、滤波等键

检查描笔的位置，调针至心电图纸正中

按开始键开始描记心电图

按导联顺序描记心电图

> 走纸速度：25mm/s，定标电压1cm=1mV，纵坐标每一小格=0.1mV；横坐标每一小格=0.04sec。

核对、检查
核对检查有无遗漏、伪差等，并在心电图上标好受检查者姓名及检查时间

关闭电源
关闭心电图机电源，撤除各个导联线，取下心电图纸

> **人文素养**
> 撤导联电极时动作轻柔，保护病人皮肤。

告知注意事项
告知病人心电图检查已经完毕，交待注意事项

整理用物
整理床单位：协助病人穿衣，取舒适体位，整理床单位

拔下导联线，整理并清洁心电图机

用物分类处理

洗手、记录
洗手，脱口罩，记录

数字资源

【案例】

刘某，男，45 岁，公司职员。因突发心前区疼痛、胸闷、憋气、乏力 2 天入院。查体：T 36.5℃，P 98 次 / 分，R 25 次 / 分，BP 145/ 92mmHg。病人意识清楚，精神紧张。听诊心率 124 次 / 分，心律不齐，第一心音强弱不一。

医嘱：打印心电图报告。

【操作视频】

心电图机的使用

项目二十　胃肠减压术

胃肠减压术是指利用负压吸引和虹吸的原理，将胃管自口腔或鼻腔插入胃内，通过胃管将积聚于胃肠道内的气体及液体吸出，对胃肠梗阻病人可减低胃肠道内的压力和膨胀程度，对胃肠道穿孔病人可防止胃肠内容物经破口继续漏入腹腔，并有利于胃肠吻合术后吻合口的愈合。

操作目的

1. 解除或缓解肠梗阻所致的症状。
2. 进行胃肠道手术的术前准备，以减少胃肠胀气。
3. 术后吸出胃肠内的气体和胃内容物，减轻腹胀，减少缝合口张力和伤口疼痛，促进伤口愈合，改善胃肠壁血液循环，促进消化功能的恢复。
4. 通过对胃肠减压术吸出物的判断，可观察病情变化和协助诊断。

环境与用物

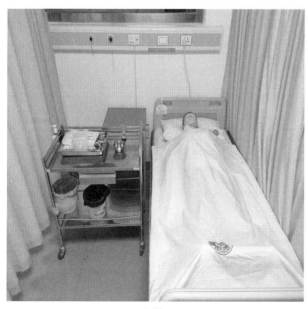

环境　　　　　　　　　　　　　　　　　　　用物

操作流程图

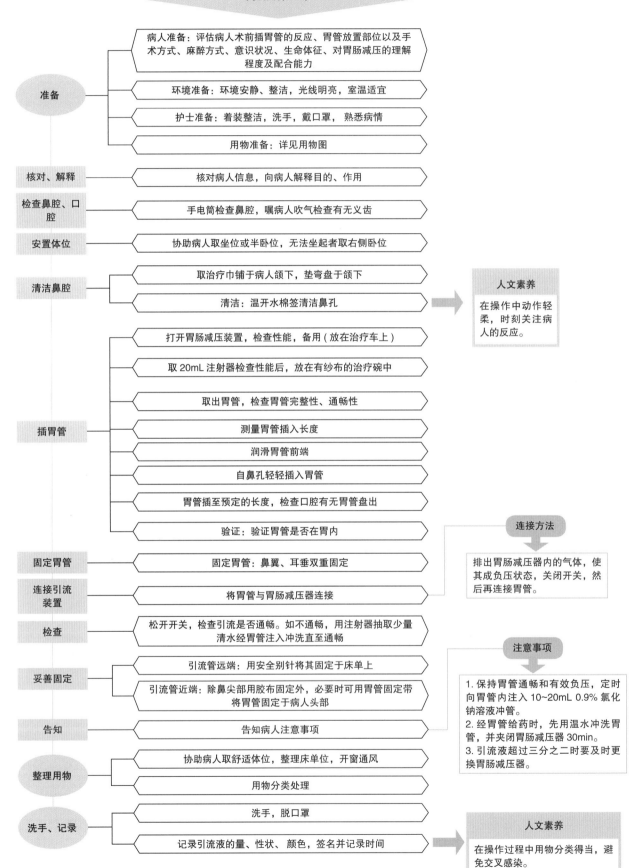

胃肠减压术

准备
- 病人准备：评估病人术前插胃管的反应、胃管放置部位以及手术方式、麻醉方式、意识状况、生命体征、对胃肠减压的理解程度及配合能力
- 环境准备：环境安静、整洁，光线明亮，室温适宜
- 护士准备：着装整洁，洗手，戴口罩，熟悉病情
- 用物准备：详见用物图

核对、解释
- 核对病人信息，向病人解释目的、作用

检查鼻腔、口腔
- 手电筒检查鼻腔，嘱病人吹气检查有无义齿

安置体位
- 协助病人取坐位或半卧位，无法坐起者取右侧卧位

清洁鼻腔
- 取治疗巾铺于病人颌下，垫弯盘于颌下
- 清洁：温开水棉签清洁鼻孔

人文素养
在操作中动作轻柔，时刻关注病人的反应。

插胃管
- 打开胃肠减压装置，检查性能，备用（放在治疗车上）
- 取20mL注射器检查性能后，放在有纱布的治疗碗中
- 取出胃管，检查胃管完整性、通畅性
- 测量胃管插入长度
- 润滑胃管前端
- 自鼻孔轻轻插入胃管
- 胃管插至预定的长度，检查口腔有无胃管盘出
- 验证：验证胃管是否在胃内

连接方法
排出胃肠减压器内的气体，使其成负压状态，关闭开关，然后再连接胃管。

固定胃管
- 固定胃管：鼻翼、耳垂双重固定

连接引流装置
- 将胃管与胃肠减压器连接

检查
- 松开开关，检查引流是否通畅。如不通畅，用注射器抽取少量清水经胃管注入冲洗直至通畅

注意事项
1. 保持胃管通畅和有效负压，定时向胃管内注入10~20mL 0.9%氯化钠溶液冲管。
2. 经胃管给药时，先用温水冲洗胃管，并夹闭胃肠减压器30min。
3. 引流液超过三分之二时要及时更换胃肠减压器。

妥善固定
- 引流管远端：用安全别针将其固定于床单上
- 引流管近端：除鼻尖部用胶布固定外，必要时可用胃管固定带将胃管固定于病人头部

告知
- 告知病人注意事项

整理用物
- 协助病人取舒适体位，整理床单位，开窗通风
- 用物分类处理

洗手、记录
- 洗手，脱口罩
- 记录引流液的量、性状、颜色，签名并记录时间

人文素养
在操作过程中用物分类得当，避免交叉感染。

数字资源

【案例】

刘某，男性，67岁。因今晨出现腹痛、腹胀加重2天，尿少、眼眶凹陷、皮肤弹性差，检查腹部有明显肠型、肠鸣音消失，以"肠梗阻"收住入院。现为缓解患者腹腔内压力，减轻患者腹痛、腹胀，为患者进行胃肠减压的护理。

医嘱：胃肠减压。

【操作视频】

胃肠减压术

项目二十一   胸部叩击与呼吸功能锻炼

胸部叩击是通过叩击胸背部，借助外力震动促使附着在气管、支气管、肺内的分泌物松动。胸部叩击以利其痰液排出的方法，有助于肺炎的控制。

呼吸功能锻炼是指通过有效的呼吸模式，以增强呼吸肌的活动度，促进胸腔运动，加深呼吸幅度，增大通气量。呼吸功能锻炼有利于肺泡残气排出，从而增加气体交换，改善肺通气功能。

操作目的

1. 帮助病人排出痰液，防止肺泡萎缩和肺不张。
2. 增加膈肌的收缩能力和收缩效率，改善肺底部通气。
3. 有助于正常呼吸模式的恢复，降低呼吸肌群的能耗，提高呼吸效率，改善内脏运动。

环境与用物

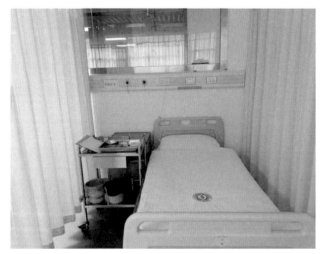

环境

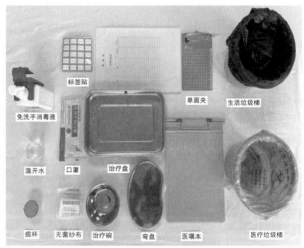

用物

操作流程图

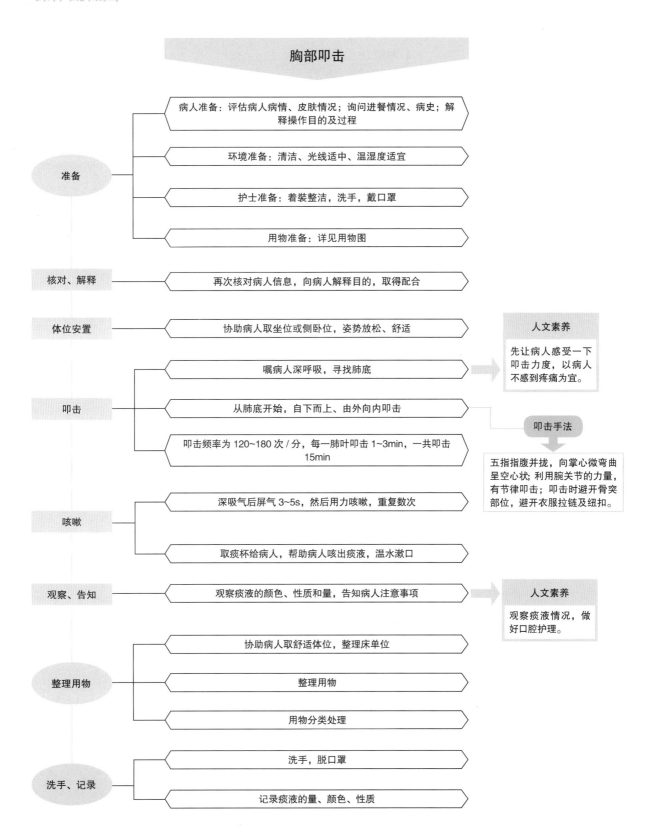

胸部叩击

准备
- 病人准备：评估病人病情、皮肤情况；询问进餐情况、病史；解释操作目的及过程
- 环境准备：清洁、光线适中、温湿度适宜
- 护士准备：着装整洁，洗手，戴口罩
- 用物准备：详见用物图

核对、解释
- 再次核对病人信息，向病人解释目的，取得配合

体位安置
- 协助病人取坐位或侧卧位，姿势放松、舒适

人文素养

先让病人感受一下叩击力度，以病人不感到疼痛为宜。

叩击
- 嘱病人深呼吸，寻找肺底
- 从肺底开始，自下而上、由外向内叩击
- 叩击频率为 120~180 次 / 分，每一肺叶叩击 1~3min，一共叩击 15min

叩击手法

五指指腹并拢，向掌心微弯曲呈空心状；利用腕关节的力量，有节律叩击；叩击时避开骨突部位，避开衣服拉链及纽扣。

咳嗽
- 深吸气后屏气 3~5s，然后用力咳嗽，重复数次
- 取痰杯给病人，帮助病人咳出痰液，温水漱口

观察、告知
- 观察痰液的颜色、性质和量，告知病人注意事项

人文素养

观察痰液情况，做好口腔护理。

整理用物
- 协助病人取舒适体位，整理床单位
- 整理用物
- 用物分类处理

洗手、记录
- 洗手，脱口罩
- 记录痰液的量、颜色、性质

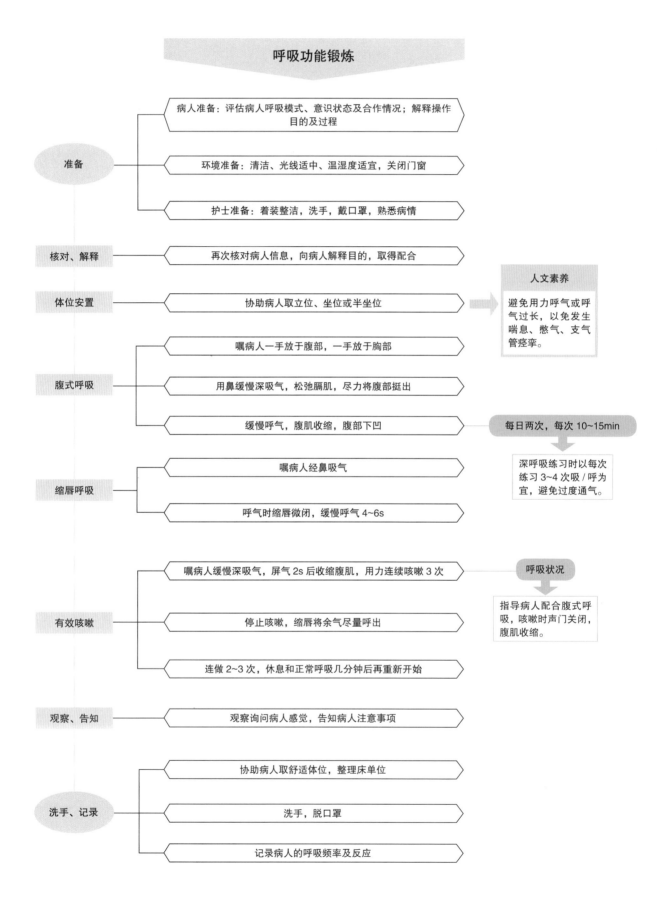

呼吸功能锻炼

准备
- 病人准备：评估病人呼吸模式、意识状态及合作情况；解释操作目的及过程
- 环境准备：清洁、光线适中、温湿度适宜，关闭门窗
- 护士准备：着装整洁，洗手，戴口罩，熟悉病情

核对、解释
- 再次核对病人信息，向病人解释目的，取得配合

体位安置
- 协助病人取立位、坐位或半坐位

人文素养

避免用力呼气或呼气过长，以免发生喘息、憋气、支气管痉挛。

腹式呼吸
- 嘱病人一手放于腹部，一手放于胸部
- 用鼻缓慢深吸气，松弛膈肌，尽力将腹部挺出
- 缓慢呼气，腹肌收缩，腹部下凹

每日两次，每次 10~15min

深呼吸练习时以每次练习 3~4 次吸 / 呼为宜，避免过度通气。

缩唇呼吸
- 嘱病人经鼻吸气
- 呼气时缩唇微闭，缓慢呼气 4~6s

有效咳嗽
- 嘱病人缓慢深吸气，屏气 2s 后收缩腹肌，用力连续咳嗽 3 次
- 停止咳嗽，缩唇将余气尽量呼出
- 连做 2~3 次，休息和正常呼吸几分钟后再重新开始

呼吸状况

指导病人配合腹式呼吸，咳嗽时声门关闭，腹肌收缩。

观察、告知
- 观察询问病人感觉，告知病人注意事项

洗手、记录
- 协助病人取舒适体位，整理床单位
- 洗手，脱口罩
- 记录病人的呼吸频率及反应

数字资源

【案例】

李某，70岁。昨日晨练受凉后出现咳嗽无力、痰多，今日呼吸困难明显，被家人送医院就诊。经询问，病人吸烟40年，近6年出现活动后气短，肺功能测定显示严重的气流受限。

医嘱：胸部叩击，指导病人进行呼吸功能锻炼。

【操作视频】

胸部叩击及呼吸功能锻炼

项目二十二　胸腔闭式引流

　　胸腔闭式引流是指将引流管一端放入胸腔内，而另一端接入比其位置更低的水封瓶，以便排出气体或收集胸腔内的液体，使得肺组织重新张开而恢复功能。胸腔闭式引流作为一种治疗手段，广泛地应用于血胸、气胸、脓胸的引流及开胸术后，对于疾病的治疗起着十分重要的作用。

操作目的

　　1. 引流胸膜腔内渗液、血液及气体。

　　2. 重建胸膜腔内负压，维持纵隔正常位置。

　　3. 促进肺的膨胀，防止感染。

环境与用物

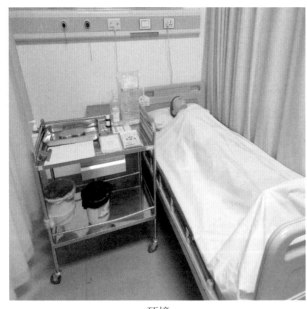

环境

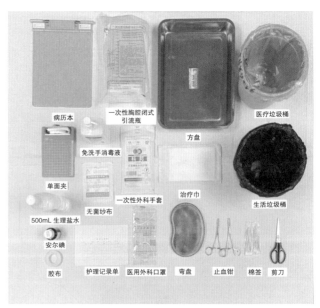

用物

操作流程图

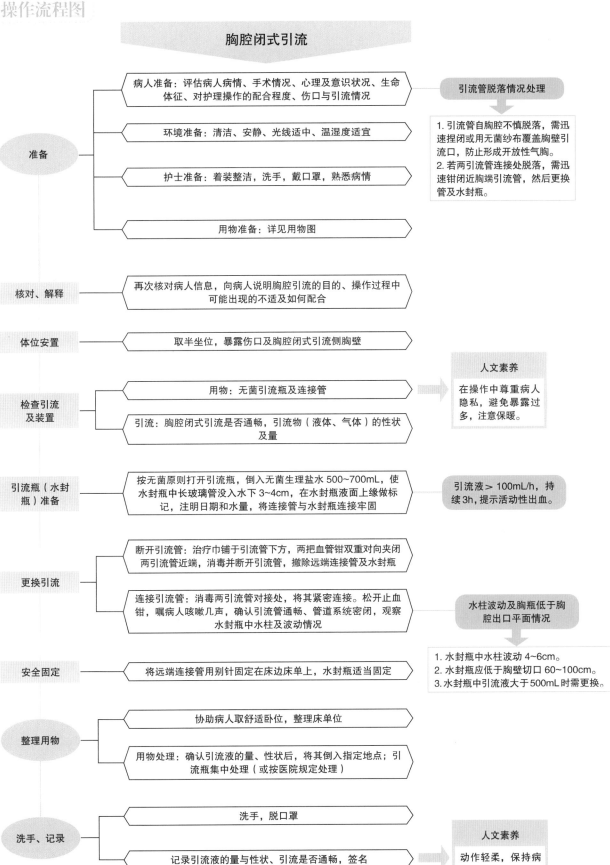

胸腔闭式引流

准备
- 病人准备：评估病人病情、手术情况、心理及意识状况、生命体征、对护理操作的配合程度、伤口与引流情况
- 环境准备：清洁、安静、光线适中、温湿度适宜
- 护士准备：着装整洁，洗手，戴口罩，熟悉病情
- 用物准备：详见用物图

引流管脱落情况处理
1. 引流管自胸腔不慎脱落，需迅速捏闭或用无菌纱布覆盖胸壁引流口，防止形成开放性气胸。
2. 若两引流管连接处脱落，需迅速钳闭近胸端引流管，然后更换管及水封瓶。

核对、解释
- 再次核对病人信息，向病人说明胸腔引流的目的、操作过程中可能出现的不适及如何配合

体位安置
- 取半坐位，暴露伤口及胸腔闭式引流侧胸壁

检查引流及装置
- 用物：无菌引流瓶及连接管
- 引流：胸腔闭式引流是否通畅，引流物（液体、气体）的性状及量

人文素养
在操作中尊重病人隐私，避免暴露过多，注意保暖。

引流瓶（水封瓶）准备
- 按无菌原则打开引流瓶，倒入无菌生理盐水 500~700mL，使水封瓶中长玻璃管没入水下 3~4cm，在水封瓶液面上缘做标记，注明日期和水量，将连接管与水封瓶连接牢固

引流液 > 100mL/h，持续 3h，提示活动性出血。

更换引流
- 断开引流管：治疗巾铺于引流管下方，两把血管钳双重对向夹闭两引流管近端，消毒并断开引流管，撤除远端连接管及水封瓶
- 连接引流管：消毒两引流管对接处，将其紧密连接。松开止血钳，嘱病人咳嗽几声，确认引流管通畅、管道系统密闭，观察水封瓶中水柱及波动情况

水柱波动及胸瓶低于胸腔出口平面情况
1. 水封瓶中水柱波动 4~6cm。
2. 水封瓶应低于胸壁切口 60~100cm。
3. 水封瓶中引流液大于 500mL 时需更换。

安全固定
- 将远端连接管用别针固定在床边床单上，水封瓶适当固定

整理用物
- 协助病人取舒适卧位，整理床单位
- 用物处理：确认引流液的量、性状后，将其倒入指定地点；引流瓶集中处理（或按医院规定处理）

洗手、记录
- 洗手，脱口罩
- 记录引流液的量与性状、引流是否通畅，签名

人文素养
动作轻柔，保持病室整齐，安抚病人。

数字资源

【案例】

　　王某，男，35 岁。入院诊断为"先天性心脏病、室间隔缺损"，其在全麻下行"室间隔缺损修补术＋右侧胸腔闭式引流术"，留置右侧胸腔引流管 1 根。

　　医嘱：胸腔闭式引流瓶更换，每日 1 次。

【操作视频】

胸腔闭式引流

项目二十三 外伤基本处置技术

　　止血、包扎、固定、搬运是外伤急救的四项基本技术。在现场急救时能够做到准确的现场急救处理，安全、迅速地转移伤者，减轻伤者的痛苦，预防和减少并发症，为医院的进一步治疗奠定良好基础。创伤急救技术要遵循先复苏后固定，先止血后包扎，先重伤后轻伤，先救治后运输，急救、呼救并重，搬运与医护的一致性，其目的是更好地救助病人，挽救病人生命。

操作目的

1. 止血是控制活动出血，利于抗休克。
2. 包扎能够保护创面组织，保护器官及防止再损伤。
3. 固定能够维持骨关节的相对稳定，防止出血及再损伤。
4. 搬运可以争取时间，给予伤者初期的生命支持，为后续的治疗提供有利条件。

环境与用物

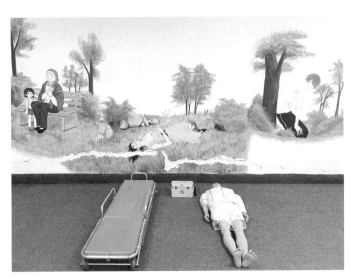

环境

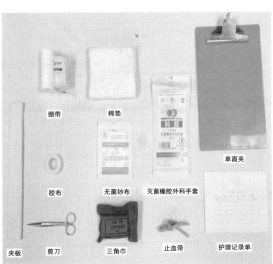

用物

操作流程图

外伤基本处置技术

准备
- 病人准备：评估病人意识状况、伤情、危险因素等
- 环境准备：清洁、光线适中、温湿度适宜
- 护士准备：着装整洁，洗手，戴口罩，熟悉病情
- 用物准备：详见用物图（若在野外可就地取材）

预检
- 初步检查受伤情况、判断意识；采取相应处理措施（必要时现场急救或拨打"120"）

核对、解释
- 再次核对病人信息，向病人解释目的，取得配合

止血
- 指压止血法：适用于头颈、四肢动脉出血。用无菌纱布压住出血部位，或用手指压住出血部位近心端动脉
- 加压包扎止血法：适用于一般静脉出血或毛细血管出血。用较厚纱布覆盖伤口，再用绷带缠绕加压固定
- 填塞止血法：适用于深部伤口出血。用无菌纱布填塞在伤口腔内压迫止血，外加包扎固定
- 止血带止血法：适用于四肢大动脉出血；止血带扎在上臂或者大腿上 1/3 处，下面放衬垫以保护皮肤

包扎（保护伤口）
- 环形包扎法：适用于手指、腕、踝、颈、额等
- 螺旋包扎法：适用于臂、指、躯干等
- 螺旋反折包扎法：小腿、前臂等
- 三角巾头部包扎法：头部
- 大臂悬带法：肘部受伤、骨折等

固定
- 手臂固定法：夹板固定曲侧和背侧，绷带固定后，曲肘 90°，用三角巾挂在胸前
- 上臂固定法：屈肘，夹板固定内侧和外侧，绷带固定后用三角巾挂在胸前
- 小腿骨折固定法：夹板固定小腿内外侧，膝、踝关节垫棉垫后用绷带固定，双下肢并拢固定，脚部"8"字形绷带固定（小腿和脚掌成 90°）
- 锁骨骨折固定法："8"字形绷带固定法和三角巾固定法

搬运
- 单人搬运法：扶行法适于清醒、没骨折、能自己行走者；背负法适于老幼、体轻、清醒者；抱持法适用于年幼、伤势轻、无骨折者
- 双人搬运法：轿杠式适于清醒者；椅式适用于清醒伤病者；双人拉车式适于意识不清者
- 三、四人搬运法：包括三、四人异侧运送，适用于脊柱骨折者

整理用物
- 整理床单位：协助病人取舒适体位，整理床单位
- 用物分类处理

洗手、记录
- 洗手，脱口罩
- 记录伤情、处置情况等

人文素养

注意安抚病人，减轻病人恐惧和焦虑。

外伤处置原则

- 先抢后救；
- 先重后轻；
- 先急后缓；
- 先近后远；
- 先止血后包扎；
- 先固定后搬运。

人文素养

全程操作耐心、轻柔、熟练，以减轻病人的痛苦。

数字资源

【案例】

周某，36岁。自驾旅游，在高速路拐弯处发生侧翻。侧翻后额头有一伤口，右前臂有2cm长划伤，有活动性出血，且活动受限。左前臂骨折。病人意识清楚，呻吟不止。

现立即给止血、包扎、左前臂固定、搬运。

【操作视频】

外伤基本处置技术

项目二十四　胎心音听诊

　　胎心即胎儿的心跳，反映胎儿在宫内的状态，当各种原因引起胎儿缺氧时，胎心很敏感地出现变化。胎心音呈双音，似钟表"嘀嗒"声，速度较快，正常值为 110~160 次 / 分。胎心音应与子宫杂音、腹主动脉音、脐带杂音相鉴别。如果胎心音＜ 110 次 / 分或＞ 160 次 / 分时，可间隔 10~20 分钟重复听1 次，如果还不正常，提示胎儿宫内缺氧。妊娠 24 周前，胎心音多在脐下正中或稍偏左、右能听到；妊娠 24 周后，胎心在靠近胎背上方的孕妇腹壁上听得最清楚。

操作目的

　　监测胎心音是否正常，判断胎儿在子宫内有无缺氧的情况。

环境与用物

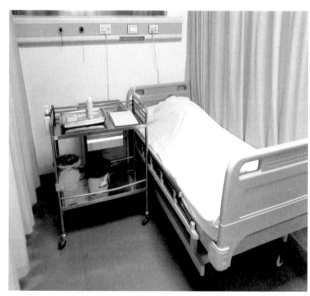

环境

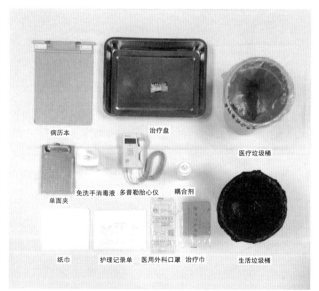

用物

操作流程图

胎心音听诊

准备

- 孕妇准备：评估孕妇孕周大小、自理能力、心理状态、合作程度、腹部皮肤；嘱孕妇平静呼吸，身体放松 ── 胎心音听诊前需排空膀胱。
- 环境准备：清洁、光线适中、温湿度适宜，能保护病人隐私
- 护士准备：着装整洁，洗手，戴口罩，熟悉孕妇情况
- 用物准备：详见用物图

核对、解释

再次核对孕妇信息，解释目的，取得配合

体位安置

协助孕妇取仰卧位，暴露腹部，注意保护隐私

> **人文素养**
> 协助孕妇上检查床，动作要轻柔。

视诊

腹部：判断腹形及大小，检查腹部有无妊娠纹、手术瘢痕和水肿

四步触诊

- 第一步手法：检查者两手置于宫底部，了解子宫外形并触摸宫底高度，判断胎儿大小与孕周是否相符；然后以双手指腹相对轻推，判断宫底部的胎儿部分，若是圆而硬，有浮球感为胎头，若是软而宽且不规则为胎臀 ── 准确判断胎背的位置。
- 第二步手法：检查者双手分别置于孕妇腹部左右两侧，一只手掌固定，另一只手指指腹稍用力深按检查，两手交替，分辨胎背及胎肢部分，平坦且饱满者为胎背，可变形、高低不平的部分为胎儿肢体

> **人文素养**
> 在操作中保护孕妇隐私；注意保暖，搓热双手，力度适中；注意观察孕妇面色的变化。

- 第三步手法：检查者右手拇指与其余 4 指分开，置于孕妇耻骨联合上方，握住胎儿先露部，进一步查清是胎头还是胎臀，并左右推动以确定是否衔接。若胎先露部浮动，表示未衔接；若胎先露不能被推动，则已衔接
- 第四步手法：检查者面向孕妇足端，左、右手分别置于胎先露部两侧，向骨盆入口方向往下深按，再次判断先露部的诊断是否正确，并确定入盆程度 ── 第四步时，检查者面向孕妇足端，刚好与前三步相反。

听诊

- 确定听诊部位：胎头及胎背的位置
- 预检：检查多普勒仪性能 ── 听诊时环境要安静，如有宫缩，应在宫缩间歇期听诊。
- 涂耦合剂于听诊探头上，打开开关，将听诊探头放于胎背处准确听诊。听到钟表"滴答"双音后，计数 1min
- 告知孕妇胎心音的正常范围及所测结果，擦去孕妇腹部及多普勒仪上的耦合剂 ── 胎心音异常的处理

> 当胎心音 >160 次 / 分或 <110 次 / 分，说明胎儿在宫内缺氧，要立即协助孕妇取左侧卧位并吸氧。

整理用物

- 协助孕妇穿衣，下检查床，整理床单位
- 用物分类处理

洗手、记录

- 洗手，脱口罩
- 记录胎心音的数值、听胎心音的时间

数字资源

【案例】

王某，30岁，初孕妇，孕 37^{+1} 周。因妊娠期高血压综合征就诊，检查：子宫底位于脐与剑突之间，四步触诊结果为宫底是宽而软、形态不规则的胎儿部分，耻骨联合上方是圆而硬的胎头部分，胎背位于母体腹部右侧。

现根据胎方位进行胎心听诊。

【操作视频】

胎心音听诊

项目二十五　会阴擦洗与外阴消毒

会阴擦洗与外阴消毒是指接生、内诊和宫腔操作前，用肥皂水及温开水洗净外阴部的血迹、黏液及肛门周围皮肤上的粪便，再用皮肤消毒剂进行外阴部消毒，以保持会阴部清洁，促进产妇舒适并预防感染的一项技术。

操作目的

1. 清洁皮肤，预防感染发生。
2. 为阴道操作、自然分娩做好准备。

环境与用物

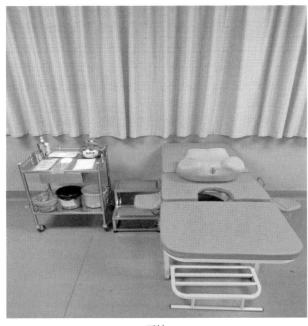

环境

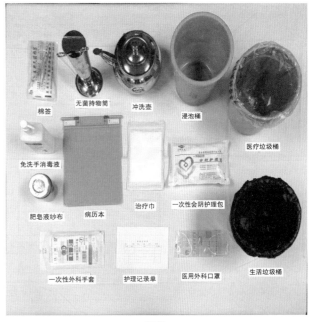

用物

操作流程图

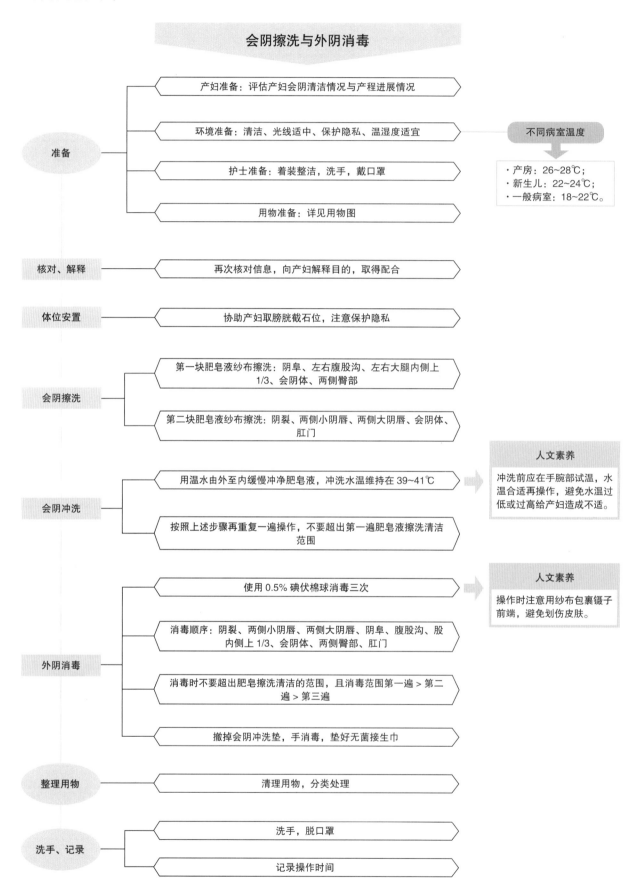

会阴擦洗与外阴消毒

准备
- 产妇准备：评估产妇会阴清洁情况与产程进展情况
- 环境准备：清洁、光线适中、保护隐私、温湿度适宜
- 护士准备：着装整洁，洗手，戴口罩
- 用物准备：详见用物图

不同病室温度
- 产房：26~28℃；
- 新生儿：22~24℃；
- 一般病室：18~22℃。

核对、解释
- 再次核对信息，向产妇解释目的，取得配合

体位安置
- 协助产妇取膀胱截石位，注意保护隐私

会阴擦洗
- 第一块肥皂液纱布擦洗：阴阜、左右腹股沟、左右大腿内侧上 1/3、会阴体、两侧臀部
- 第二块肥皂液纱布擦洗：阴裂、两侧小阴唇、两侧大阴唇、会阴体、肛门

会阴冲洗
- 用温水由外至内缓慢冲净肥皂液，冲洗水温维持在 39~41℃
- 按照上述步骤再重复一遍操作，不要超出第一遍肥皂液擦洗清洁范围

人文素养
冲洗前应在手腕部试温，水温合适再操作，避免水温过低或过高给产妇造成不适。

外阴消毒
- 使用 0.5% 碘伏棉球消毒三次
- 消毒顺序：阴裂、两侧小阴唇、两侧大阴唇、阴阜、腹股沟、股内侧上 1/3、会阴体、两侧臀部、肛门
- 消毒时不要超出肥皂擦洗清洁的范围，且消毒范围第一遍 > 第二遍 > 第三遍
- 撤掉会阴冲洗垫，手消毒，垫好无菌接生巾

人文素养
操作时注意用纱布包裹镊子前端，避免划伤皮肤。

整理用物
- 清理用物，分类处理

洗手、记录
- 洗手，脱口罩
- 记录操作时间

数字资源

【案例】

陈某，28 岁，G_2P_1，规律宫缩 6h 入院，现宫缩规律，每次宫缩持续 30s，间隔 5~6min，宫口开 4cm，胎先露 +1，胎心率 140 次 / 分，胎膜未破。

医嘱：产前会阴擦洗与外阴消毒。

【操作视频】

会阴擦洗与外阴消毒

项目二十六   新生儿体格测量

新生儿体格测量是指使用特定设备和统一的方法对新生儿身长、头围、胸围等指标进行测量，是反映新生儿生长发育相关径线的技术。

操作目的

监测新生儿发育情况。

环境与用物

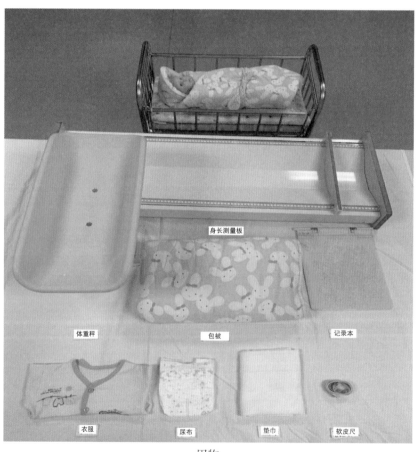

用物

操作流程图

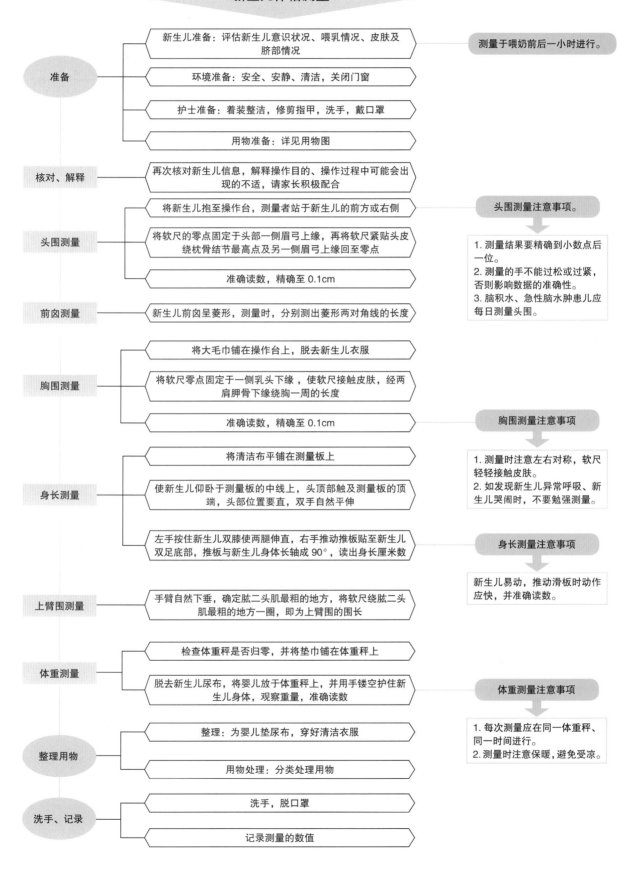

新生儿体格测量

准备
- 新生儿准备：评估新生儿意识状况、喂乳情况、皮肤及脐部情况 → 测量于喂奶前后一小时进行。
- 环境准备：安全、安静、清洁，关闭门窗
- 护士准备：着装整洁，修剪指甲，洗手，戴口罩
- 用物准备：详见用物图

核对、解释
- 再次核对新生儿信息，解释操作目的、操作过程中可能会出现的不适，请家长积极配合

头围测量
- 将新生儿抱至操作台，测量者站于新生儿的前方或右侧 → 头围测量注意事项。
- 将软尺的零点固定于头部一侧眉弓上缘，再将软尺紧贴头皮绕枕骨结节最高点及另一侧眉弓上缘回至零点
- 准确读数，精确至 0.1cm

1. 测量结果要精确到小数点后一位。
2. 测量的手不能过松或过紧，否则影响数据的准确性。
3. 脑积水、急性脑水肿患儿应每日测量头围。

前囟测量
- 新生儿前囟呈菱形，测量时，分别测出菱形两对角线的长度

胸围测量
- 将大毛巾铺在操作台上，脱去新生儿衣服
- 将软尺零点固定于一侧乳头下缘，使软尺接触皮肤，经两肩胛骨下缘绕胸一周的长度
- 准确读数，精确至 0.1cm → 胸围测量注意事项

1. 测量时注意左右对称，软尺轻轻接触皮肤。
2. 如发现新生儿异常呼吸、新生儿哭闹时，不要勉强测量。

身长测量
- 将清洁布平铺在测量板上
- 使新生儿仰卧于测量板的中线上，头顶部触及测量板的顶端，头部位置要直，双手自然平伸
- 左手按住新生儿双膝使两腿伸直，右手推动推板贴至新生儿双足底部，推板与新生儿身体长轴成 90°，读出身长厘米数 → 身长测量注意事项

新生儿易动，推动滑板时动作应快，并准确读数。

上臂围测量
- 手臂自然下垂，确定肱二头肌最粗的地方，将软尺绕肱二头肌最粗的地方一圈，即为上臂围的围长

体重测量
- 检查体重秤是否归零，并将垫巾铺在体重秤上
- 脱去新生儿尿布，将婴儿放于体重秤上，并用手镂空护住新生儿身体，观察重量，准确读数 → 体重测量注意事项

1. 每次测量应在同一体重秤、同一时间进行。
2. 测量时注意保暖，避免受凉。

整理用物
- 整理：为婴儿垫尿布，穿好清洁衣服
- 用物处理：分类处理用物

洗手、记录
- 洗手，脱口罩
- 记录测量的数值

数字资源

【案例】

张某，孕 39 周产下一男婴，婴儿精神状态佳，已接种乙肝疫苗和卡介苗，并已进行新生儿沐浴。医嘱：体格测量。

【操作视频】

新生儿体格测量

项目二十七　新生儿沐浴及脐部护理

新生儿沐浴是指用温水为新生儿洗浴，达到清洁皮肤和促进血液循环的目的。新生儿沐浴及脐部护理适用于足月儿、32~36周早产儿、低出生体重儿（体重2000g以上、生命体征稳定、住院期间无须特殊处置者）。

操作目的

1. 保持新生儿皮肤清洁、舒适，协助皮肤排泄和散热，增加肌肤的抗病能力。
2. 促进血液循环，加速新陈代谢，保持新生儿脐部清洁，防止感染。

环境与用物

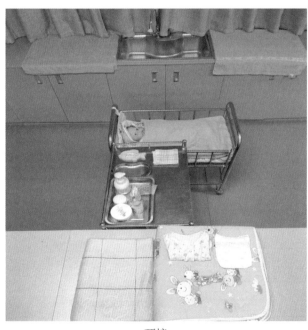

环境　　　　　　　　　　　用物

操作流程图

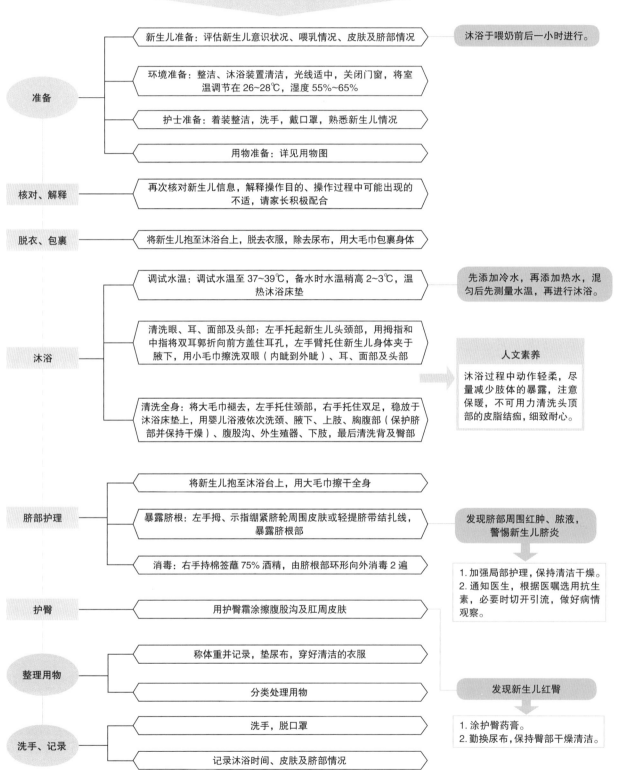

新生儿沐浴及脐部护理

准备
- 新生儿准备：评估新生儿意识状况、喂乳情况、皮肤及脐部情况 → 沐浴于喂奶前后一小时进行。
- 环境准备：整洁、沐浴装置清洁，光线适中，关闭门窗，将室温调节在26~28℃，湿度55%~65%
- 护士准备：着装整洁，洗手，戴口罩，熟悉新生儿情况
- 用物准备：详见用物图

核对、解释
- 再次核对新生儿信息，解释操作目的、操作过程中可能出现的不适，请家长积极配合

脱衣、包裹
- 将新生儿抱至沐浴台上，脱去衣服，除去尿布，用大毛巾包裹身体

沐浴
- 调试水温：调试水温至37~39℃，备水时水温稍高2~3℃，温热沐浴床垫 → 先添加冷水，再添加热水，混匀后先测量水温，再进行沐浴。
- 清洗眼、耳、面部及头部：左手托起新生儿头颈部，用拇指和中指将双耳郭折向前方盖住耳孔，左手臂托住新生儿身体夹于腋下，用小毛巾擦洗双眼（内眦到外眦）、耳、面部及头部
- 清洗全身：将大毛巾褪去，左手托住颈部，右手托住双足，稳放于沐浴床垫上，用婴儿浴液依次洗颈、腋下、上肢、胸腹部（保护脐部并保持干燥）、腹股沟、外生殖器、下肢，最后清洗背及臀部

人文素养

沐浴过程中动作轻柔，尽量减少肢体的暴露，注意保暖，不可用力清洗头顶部的皮脂结痂，细致耐心。

脐部护理
- 将新生儿抱至沐浴台上，用大毛巾擦干全身
- 暴露脐根：左手拇、示指绷紧脐轮周围皮肤或轻提脐带结扎线，暴露脐根部 → 发现脐部周围红肿、脓液，警惕新生儿脐炎
- 消毒：右手持棉签蘸75%酒精，由脐根部环形向外消毒2遍

1.加强局部护理，保持清洁干燥。
2.通知医生，根据医嘱选用抗生素，必要时切开引流，做好病情观察。

护臀
- 用护臀霜涂擦腹股沟及肛周皮肤

整理用物
- 称体重并记录，垫尿布，穿好清洁的衣服
- 分类处理用物

发现新生儿红臀

1.涂护臀药膏。
2.勤换尿布，保持臀部干燥清洁。

洗手、记录
- 洗手，脱口罩
- 记录沐浴时间、皮肤及脐部情况

数字资源

【案例】

李某，早产、低出生体重儿。住院期间出现颜面、躯干皮肤黄染，血清胆红素 291μmol/L，需给予蓝光照射治疗。

为保证照射效果，护士于照射前为李某行沐浴及脐部护理。

【操作视频】

新生儿沐浴及脐部护理

项目二十八　新生儿与婴儿照护

　　新生儿与婴儿照护包括抚触、喂乳、尿布更换。新生儿抚触技术是指通过抚触者的双手对新生儿的皮肤各部位进行有次序、有手法技巧地抚摸和按触，以达到促进新生儿生长发育的目的。抚触适用于足月儿、孕 32~36 周健康的早产儿，以及低出生体重儿（体重 2000g 以上，生命体征稳定，住院期间无须特殊处置者）。喂乳适用于母亲患感染性或严重疾病、不能分泌乳汁等情况的新生儿与婴儿。尿布更换适用于所有婴幼儿。

操作目的

　　1. 促进新生儿体重增长。

　　2. 促进新生儿神经系统的发育，增加小儿应激能力和情商。

　　3. 促进新生儿免疫系统的完善，提高免疫力。

　　4. 促进母婴情感交流。

　　5. 保证新生儿机体有足够的营养摄入，以满足进食及生长发育的需要。

　　6. 保持新生儿臀部皮肤清洁、舒适，预防感染。

环境与用物

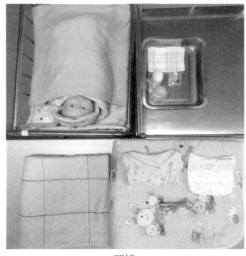

环境

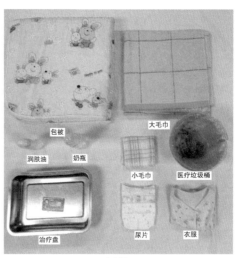

用物

操作流程图

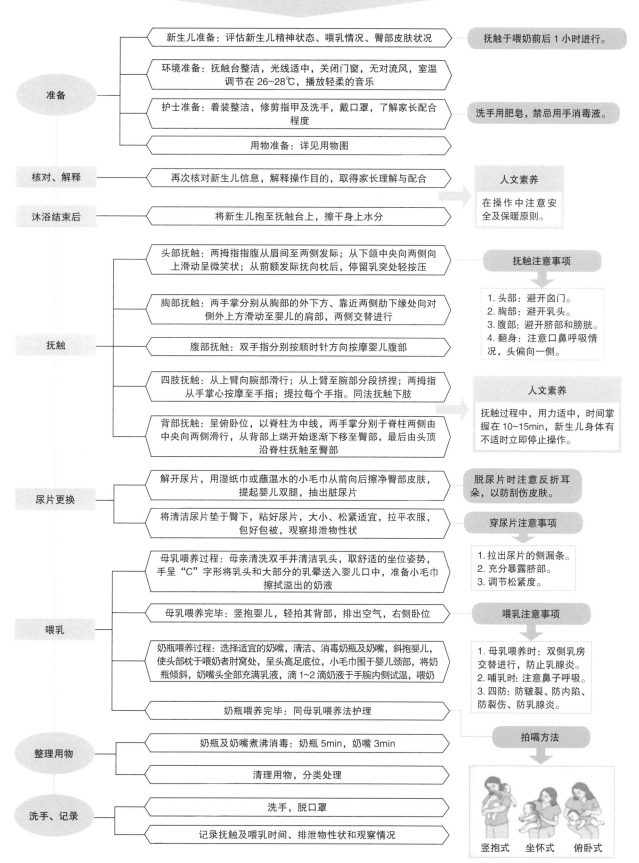

新生儿与婴儿照护

准备
- 新生儿准备：评估新生儿精神状态、喂乳情况、臀部皮肤状况 → 抚触于喂奶前后 1 小时进行。
- 环境准备：抚触台整洁，光线适中，关闭门窗，无对流风，室温调节在 26~28℃，播放轻柔的音乐
- 护士准备：着装整洁，修剪指甲及洗手，戴口罩，了解家长配合程度 → 洗手用肥皂，禁忌用手消毒液。
- 用物准备：详见用物图

核对、解释
- 再次核对新生儿信息，解释操作目的，取得家长理解与配合 → 人文素养 在操作中注意安全及保暖原则。

沐浴结束后
- 将新生儿抱至抚触台上，擦干身上水分

抚触
- 头部抚触：两拇指指腹从眉间至两侧发际；从下颌中央向两侧向上滑动呈微笑状；从前额发际抚向枕后，停留乳突处轻按压
- 胸部抚触：两手掌分别从胸部的外下方、靠近两侧肋下缘处向对侧外上方滑动至婴儿的肩部，两侧交替进行
- 腹部抚触：双手指分别按顺时针方向按摩婴儿腹部
- 四肢抚触：从上臂向腕部滑行；从上臂至腕部分段挤捏；两拇指从手掌心按摩至手指；提拉每个手指。同法抚触下肢
- 背部抚触：呈俯卧位，以脊柱为中线，两手掌分别于脊柱两侧由中央向两侧滑行，从背部上端开始逐渐下移至臀部，最后由头顶沿脊柱抚触至臀部

抚触注意事项
1. 头部：避开囟门。
2. 胸部：避开乳头。
3. 腹部：避开脐部和膀胱。
4. 翻身：注意口鼻呼吸情况，头偏向一侧。

人文素养
抚触过程中，用力适中，时间掌握在 10~15min，新生儿身体有不适时立即停止操作。

尿片更换
- 解开尿片，用湿纸巾或蘸温水的小毛巾从前向后擦净臀部皮肤，提起婴儿双腿，抽出脏尿片 → 脱尿片时注意反折耳朵，以防刮伤皮肤。
- 将清洁尿片垫于臀下，粘好尿片，大小、松紧适宜，拉平衣服，包好包被，观察排泄物性状

穿尿片注意事项
1. 拉出尿片的侧漏条。
2. 充分暴露脐部。
3. 调节松紧度。

喂乳
- 母乳喂养过程：母亲清洗双手并清洁乳头，取舒适的坐位姿势，手呈"C"字形将乳头和大部分的乳晕送入婴儿口中，准备小毛巾擦拭溢出的奶液
- 母乳喂养完毕：竖抱婴儿，轻拍其背部，排出空气，右侧卧位
- 奶瓶喂养过程：选择适宜的奶嘴，清洁、消毒奶瓶及奶嘴，斜抱婴儿，使头部枕于喂奶者肘窝处，呈头高足底位，小毛巾围于婴儿颈部，将奶瓶倾斜，奶嘴头全部充满乳液，滴 1~2 滴奶液于手腕内侧试温，喂奶
- 奶瓶喂养完毕：同母乳喂养法护理

喂乳注意事项
1. 母乳喂养时：双侧乳房交替进行，防止乳腺炎。
2. 哺乳时：注意鼻子呼吸。
3. 四防：防皲裂、防内陷、防裂伤、防乳腺炎。

整理用物
- 奶瓶及奶嘴煮沸消毒：奶瓶 5min，奶嘴 3min
- 清理用物，分类处理

洗手、记录
- 洗手，脱口罩
- 记录抚触及喂乳时间、排泄物性状和观察情况

拍嗝方法

竖抱式　坐怀式　俯卧式

数字资源

【案例】

李某，孕 39 周，患有心脏病，顺产一女婴。女婴体重 4kg，出生 1 分钟的 Apgar 评分为 9 分，精神状态佳，已接种乙肝疫苗和卡介苗。

新生儿沐浴后，护士对其进行抚触、更换尿片及喂乳。

【操作视频】

新生儿与婴儿照护

项目二十九　小儿心肺复苏术

小儿心肺复苏术是指对心跳和呼吸停止的患儿所采取的以恢复循环、呼吸和中枢神经系统功能为目的的急救措施。方法为开放气道，重建呼吸，通过按压建立人工循环，强制让心脏泵血，恢复大脑的血液供应和供氧。

操作目的

1. 恢复患儿的心、肺功能，防止患儿因器官缺血、缺氧而导致功能衰竭甚至死亡。
2. 维持脑和肾功能的血流灌注；维持肺的气体交换功能。
3. 帮助患儿延长等待急救的时间，以提供进一步的高级生命支持。

环境与用物

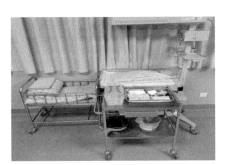

环境（新生儿）

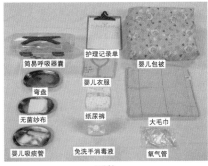

用物

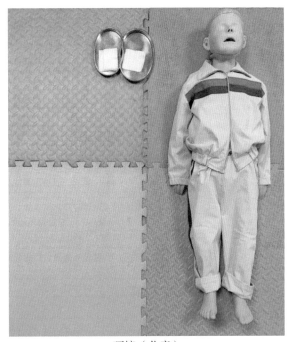

环境（儿童）

小儿心肺复苏术

操作流程图

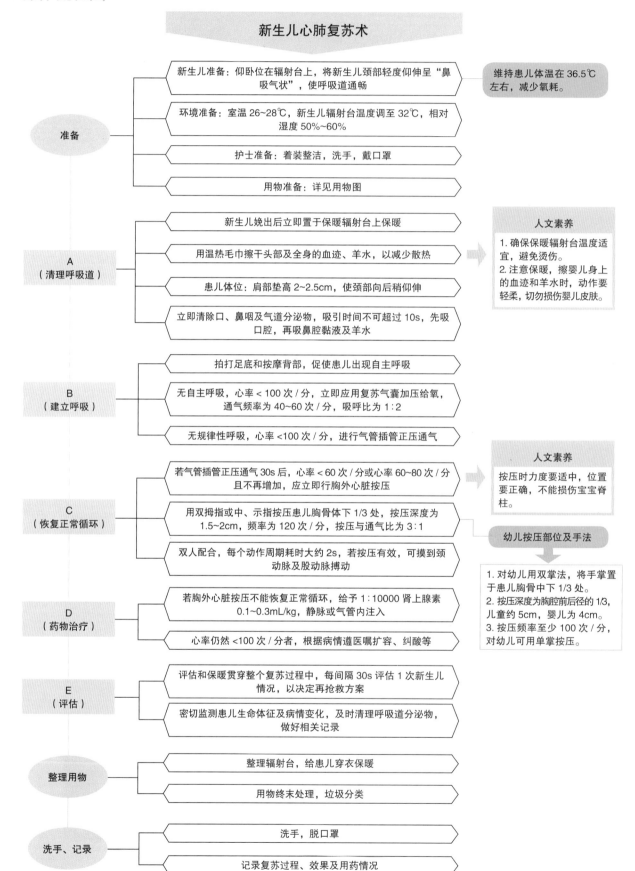

新生儿心肺复苏术

准备

新生儿准备：仰卧位在辐射台上，将新生儿颈部轻度仰伸呈"鼻吸气状"，使呼吸道通畅

环境准备：室温 26~28℃，新生儿辐射台温度调至 32℃，相对湿度 50%~60%

护士准备：着装整洁，洗手，戴口罩

用物准备：详见用物图

> 维持患儿体温在 36.5℃左右，减少氧耗。

A（清理呼吸道）

新生儿娩出后立即置于保暖辐射台上保暖

用温热毛巾擦干头部及全身的血迹、羊水，以减少散热

患儿体位：肩部垫高 2~2.5cm，使颈部向后稍仰伸

立即清除口、鼻咽及气道分泌物，吸引时间不可超过 10s，先吸口腔，再吸鼻腔黏液及羊水

人文素养
1. 确保保暖辐射台温度适宜，避免烫伤。
2. 注意保暖，擦婴儿身上的血迹和羊水时，动作要轻柔，切勿损伤婴儿皮肤。

B（建立呼吸）

拍打足底和按摩背部，促使患儿出现自主呼吸

无自主呼吸，心率 < 100 次 / 分，立即应用复苏气囊加压给氧，通气频率为 40~60 次 / 分，吸呼比为 1:2

无规律性呼吸，心率 <100 次 / 分，进行气管插管正压通气

C（恢复正常循环）

若气管插管正压通气 30s 后，心率 < 60 次 / 分或心率 60~80 次 / 分且不再增加，应立即行胸外心脏按压

用双拇指或中、示指按压患儿胸骨体下 1/3 处，按压深度为 1.5~2cm，频率为 120 次 / 分，按压与通气比为 3:1

双人配合，每个动作周期耗时大约 2s，若按压有效，可摸到颈动脉及股动脉搏动

人文素养
按压时力度要适中，位置要正确，不能损伤宝宝脊柱。

幼儿按压部位及手法
1. 对幼儿用双掌法，将手掌置于患儿胸骨中下 1/3 处。
2. 按压深度为胸腔前后径的 1/3，儿童约 5cm，婴儿为 4cm。
3. 按压频率至少 100 次 / 分，对幼儿可用单掌按压。

D（药物治疗）

若胸外心脏按压不能恢复正常循环，给予 1:10000 肾上腺素 0.1~0.3mL/kg，静脉或气管内注入

心率仍然 <100 次 / 分者，根据病情遵医嘱扩容、纠酸等

E（评估）

评估和保暖贯穿整个复苏过程中，每间隔 30s 评估 1 次新生儿情况，以决定再抢救方案

密切监测患儿生命体征及病情变化，及时清理呼吸道分泌物，做好相关记录

整理用物

整理辐射台，给患儿穿衣保暖

用物终末处理，垃圾分类

洗手、记录

洗手，脱口罩

记录复苏过程、效果及用药情况

操作流程图

儿童心肺复苏术

准备

病人准备：评估患儿意识状况、自主呼吸情况及大动脉搏动情况 ———— 判断时间在 10s 之内。

环境准备：救护环境安全、光线充足、干净整洁，必要时屏风遮挡，请无关人员回避等 ———— 确保救治环境安全。

护士准备：着装整洁，洗手，戴口罩，熟悉病情

用物准备：详见用物图

判断患儿意识　——　双手拍击患儿双肩，并附在双侧耳边大声呼叫，如呼之不应，立即计时，呼叫医生、护士帮忙，准备急救车和除颤仪

人文素养

注意呼叫时要"轻拍重喊"，力度适中。

判断是否有大动脉搏动　——　用右手中指和示指从气管环状软骨处划向近侧颈动脉搏动处，判断时间在 10s 以内，判断患儿有无自主呼吸、有无颈动脉搏动、有无胸廓起伏

摆放体位　——　仰卧位，垫复苏板，头偏向一侧，松解衣领及腰带

几种胸外按压 / 通气比值

1. 双指法：3∶1 单人；双人。
2. 环抱法：单人 30∶2；双人 15∶2。
3. 单掌法：30∶2 单人；双人。
4. 双掌法：30∶2 单人；双人。

人工循环和胸外心脏按压

年长儿用双掌法，手掌重叠置于患儿胸骨中、下 1/3 交界处

按压深度为胸腔前后径的 1/3，儿童约 5cm，婴儿为 4cm，按压频率为至少 100 次 / 分

对幼儿可用单掌或平卧位双指按压；对婴儿、新生儿多用环抱法，即用双手围绕患儿胸部，用双拇指或重叠的双拇指按压

开放通畅呼吸道

对 2 个月以下婴儿，术者可用嘴完全覆盖患儿口鼻吹气。呼吸频率儿童为 18~20 次 / 分，婴幼儿为 30~40 次 / 分

实施人工呼吸前，须用手指或吸引法清除患儿口咽部分泌物、呕吐物及异物。去枕，采取压额抬颏法开放气道

压额抬颏法开放气道

人工呼吸

口对口：护士位于患儿一侧，手将下颌向前上方托起，另一手拇指、示指捏紧患儿鼻孔，对准患儿口腔将气体吹入，停止吹气后，立即放开患儿鼻孔

复苏器：护士右手节律性地挤压、放松气囊；左手以"EC"手法固定口罩，使其与患儿面部密闭并开放气道

口对口人工呼吸法

判断复苏效果　——　持续操作 5 个循环后，评估复苏是否有效（是否有自主呼吸，是否有大动脉搏动，是否有胸廓起伏）

整理用物

如复苏成功，计时，撤出复苏板。检查患儿双侧瞳孔，观察面色、口唇、甲床等处皮肤色泽，末梢皮肤温度

安置患儿于舒适体位，继续给予高级生命支持

用物终末处理，垃圾分类

复苏器人工呼吸法

洗手、记录

洗手，脱口罩

记录抢救结束时间，继续观察患儿瞳孔、尿量及生命体征

数字资源

【案例】

　　护士小曾国庆节外出游玩，在回家的途中看见游玩公园大门口有很多人围观，立即上前查看，经围观者描述，原来是一个 7 岁的小女孩在游玩过程中不慎从高处坠落。现小女孩意识不清，呼之不应，瞳孔散大，心脏骤停，护士小曾立刻为其实施心肺复苏术。

【操作视频】

小儿心肺复苏术

项目三十　穿、脱隔离衣、手术衣、防护服

隔离技术是对传染病病人采取传染源隔离，切断传染途径，对易感人群采取保护性隔离的措施。

穿手术衣是手术人员在外科刷手操作后，将无菌手术衣按照无菌原则正确穿着，确保手术操作区域无菌状态的方法；脱手术衣是手术人员遵循避免污染、防止交叉感染的原则，将手术衣正确脱下的方法。

防护服适用于医务人员在感染性疾病科门诊病人留观室、感染性疾病科收治病人的隔离病房从事诊疗活动时，为病人实施吸痰、呼吸道采样、气管插管和气管切开等可能发生病人呼吸道分泌物、体内物质喷射或飞溅的工作时。

操作目的

1. 保护病人和工作人员，避免病原微生物传播，减少感染和交叉感染的发生。
2. 创造无菌环境，保持术者周边无菌，预防感染。

环境与用物

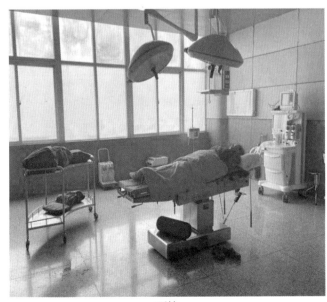

环境　　　　　　　　　　　　　　　　用物

穿、脱手术衣

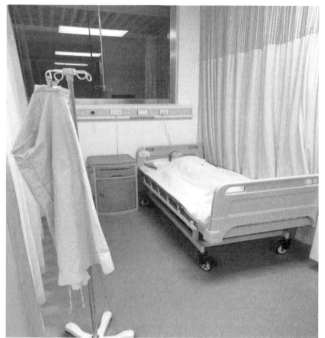
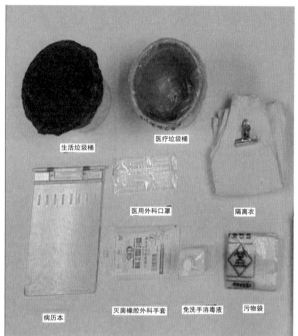

生活垃圾桶　医疗垃圾桶　隔离衣

医用外科口罩

病历本　灭菌橡胶外科手套　免洗手消毒液　污物袋

穿、脱隔离衣

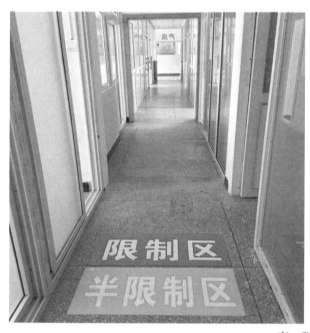
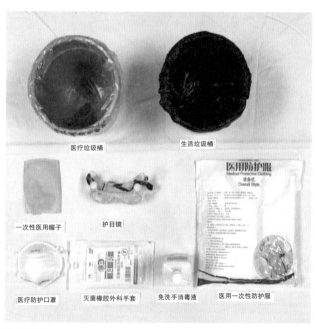

限制区
半限制区

医疗垃圾桶　生活垃圾桶

一次性医用帽子　护目镜

医疗防护口罩　灭菌橡胶外科手套　免洗手消毒液　医用一次性防护服

穿、脱防护服

操作流程图

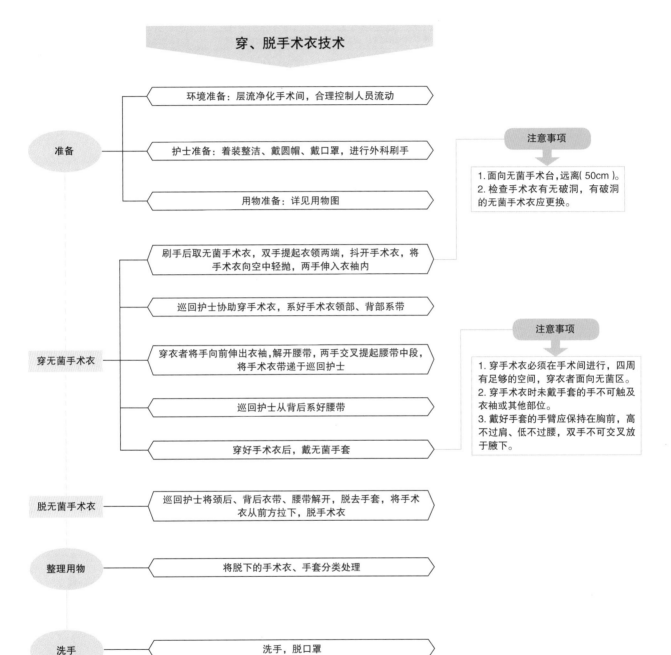

穿、脱手术衣技术

准备
环境准备：层流净化手术间，合理控制人员流动

护士准备：着装整洁、戴圆帽、戴口罩，进行外科刷手

用物准备：详见用物图

注意事项

1. 面向无菌手术台,远离(50cm)。
2. 检查手术衣有无破洞，有破洞的无菌手术衣应更换。

穿无菌手术衣
刷手后取无菌手术衣，双手提起衣领两端，抖开手术衣，将手术衣向空中轻抛，两手伸入衣袖内

巡回护士协助穿手术衣，系好手术衣领部、背部系带

穿衣者将手向前伸出衣袖，解开腰带，两手交叉提起腰带中段，将手术衣带递于巡回护士

巡回护士从背后系好腰带

穿好手术衣后，戴无菌手套

注意事项

1. 穿手术衣必须在手术间进行，四周有足够的空间，穿衣者面向无菌区。
2. 穿手术衣时未戴手套的手不可触及衣袖或其他部位。
3. 戴好手套的手臂应保持在胸前，高不过肩、低不过腰，双手不可交叉放于腋下。

脱无菌手术衣
巡回护士将颈后、背后衣带、腰带解开，脱去手套，将手术衣从前方拉下，脱手术衣

整理用物
将脱下的手术衣、手套分类处理

洗手
洗手，脱口罩

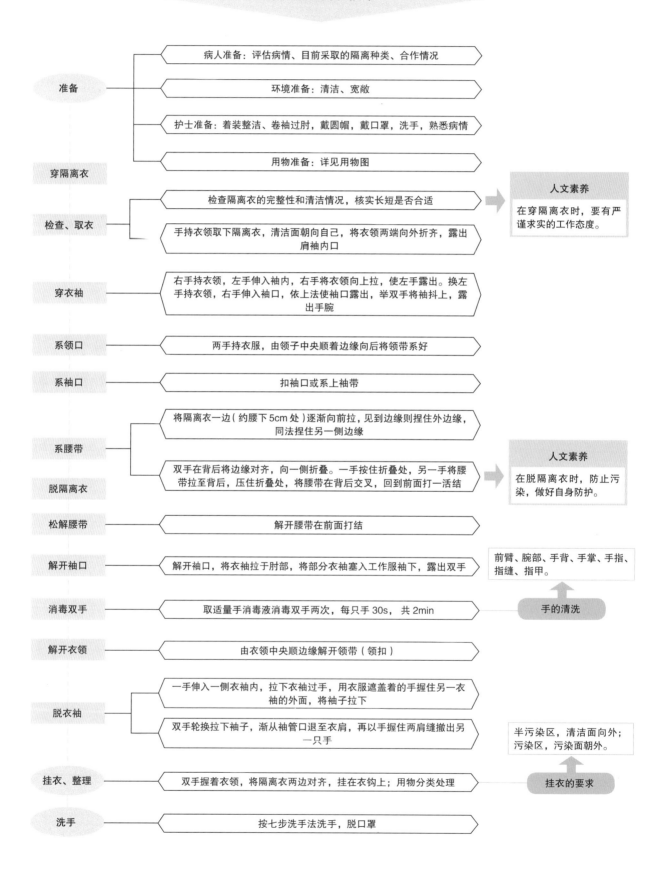

穿、脱隔离衣技术

准备
- 病人准备：评估病情、目前采取的隔离种类、合作情况
- 环境准备：清洁、宽敞
- 护士准备：着装整洁、卷袖过肘，戴圆帽，戴口罩，洗手，熟悉病情
- 用物准备：详见用物图

穿隔离衣

检查、取衣
- 检查隔离衣的完整性和清洁情况，核实长短是否合适
- 手持衣领取下隔离衣，清洁面朝向自己，将衣领两端向外折齐，露出肩袖内口

人文素养
在穿隔离衣时，要有严谨求实的工作态度。

穿衣袖
- 右手持衣领，左手伸入袖内，右手将衣领向上拉，使左手露出。换左手持衣领，右手伸入袖口，依上法使袖口露出，举双手将袖抖上，露出手腕

系领口
- 两手持衣服，由领子中央顺着边缘向后将领带系好

系袖口
- 扣袖口或系上袖带

系腰带
- 将隔离衣一边（约腰下5cm处）逐渐向前拉，见到边缘则捏住外边缘，同法捏住另一侧边缘
- 双手在背后将边缘对齐，向一侧折叠。一手按住折叠处，另一手将腰带拉至背后，压住折叠处，将腰带在背后交叉，回到前面打一活结

脱隔离衣

人文素养
在脱隔离衣时，防止污染，做好自身防护。

松解腰带
- 解开腰带在前面打结

解开袖口
- 解开袖口，将衣袖拉于肘部，将部分衣袖塞入工作服袖下，露出双手

前臂、腕部、手背、手掌、手指、指缝、指甲。

消毒双手
- 取适量手消毒液消毒双手两次，每只手30s，共2min

手的清洗

解开衣领
- 由衣领中央顺边缘解开领带（领扣）

脱衣袖
- 一手伸入一侧衣袖内，拉下衣袖过手，用衣服遮盖着的手握住另一衣袖的外面，将袖子拉下
- 双手轮换拉下袖子，渐从袖管口退至衣肩，再以手握住两肩缝撤出另一只手

半污染区，清洁面向外；污染区，污染面朝外。

挂衣、整理
- 双手握着衣领，将隔离衣两边对齐，挂在衣钩上；用物分类处理

挂衣的要求

洗手
- 按七步洗手法洗手，脱口罩

操作流程图

穿、脱防护服技术

准备
- 病人准备：评估病情、合作情况
- 环境准备：清洁区—潜在污染区—污染区
- 护士准备：长发需盘好头发，修剪指甲，去双手饰物，着二次隔离衣，着鞋套并更换工作鞋
- 用物准备：详见用物图

> 要求：工作鞋需无带、无扣。

手卫生
- 按七步洗手法进行手卫生

> 要求：揉搓时间大于15s，注意洗双手所有皮肤，包括指背、指间、指缝。

戴医用防护口罩
- 左手穿过两带托住口罩，检查口罩系带是否牢固
- 罩住口、鼻及下巴，鼻夹部向上紧贴面部
- 右手将下方系带拉过头顶，放在颈后耳朵下方
- 将上方系带拉至头顶中部，戴好后调整系带
- 双手指尖放于金属鼻夹处，根据鼻梁的形状塑造鼻夹，双手不接触面部任何部位
- 双手完全盖住防护口罩，快速呼气2次，检查口罩密合性

戴一次性帽子
- 将帽子由额前向脑后罩于头部，不让头发外露

穿防护服
- 检查防护衣有效期及完整性，选择合适型号
- 打开防护衣，将拉链拉至合适的位置
- 先穿下衣，再穿上衣，再将防护帽戴至头后部，将拉链拉上，密封拉链口

戴护目镜或防护面屏
- 将护目镜或防护面屏置于眼部或头部合适的位置，调节舒适度，并检查是否戴牢

> **注意事项**
> 1. 佩戴前检查有无破损、松解。
> 2. 在开始可能被病人的分泌物喷溅的诊疗护理工作前，应戴防护面屏。

戴手套
- 检查手套气密性及有效期
- 戴上手套后将防护袖口稍拉向手掌部固定，将手套反折部分紧靠于防护袖口

整体要求
- 全过程稳、准、轻、快，符合操作原则，穿戴完毕应整洁无暴露

脱防护服
- 医务人员离开污染区进入潜在污染区前

摘除手套
- 用戴手套的手捏住另一手套的污染面边缘脱下，脱下手套的手捏住另一手套的清洁面（内面）边缘，将手套脱下，丢入医疗垃圾筒内，用免洗手消毒液进行手卫生，再佩戴手套

摘护目镜或防护面屏
- 将护目镜摘下放入医疗性垃圾筒中，注意双手不要触及面部

> 重复使用，放入固定回收容器内集中消毒。

解防护服
- 解开密封胶条，拉开拉链，向上提拉帽子使帽子脱离头部

摘手套、手卫生
- 摘手套放入医疗垃圾筒内，按七步洗手法进行手卫生

脱防护服
- 脱下袖子；由上往下边脱边卷防护衣成包裹状，污染面向里，将脱下的防护服丢入医疗垃圾筒，按七步洗手法进行手卫生
- 潜在污染区进入缓冲区：摘除帽子，摘除口罩（双手勾住颈后系带提过头部，另一手脱头中系带）投入医疗垃圾筒内

> 注意：不能触及防护服外面及内层工作服，做到无二次污染。

洗手
- 按七步洗手法进行手卫生

整体要求
- 脱防护服时动作尽量轻柔、熟练，确保没有未穿戴个人防护用品的人员在场，以免造成他人及周围环境污染

数字资源

【案例一】

安某，26 岁，腹痛、腹泻、发热、呕吐 20h，收入院。查体：T 38.7℃，P 90 次 / 分，BP 100/70mmHg，全腹压痛以右下腹麦氏点周围为著，无明显肌紧张，肠鸣音 10~15 次 / 分。辅助检查：Hb 162g/L，WBC 24.6 × 10^9/L。诊断为急性阑尾炎，拟行阑尾切除术。

作为手术室护士，请按照手术室操作要求，正确实施手术室各项护理工作。

【操作视频】

穿、脱手术衣

【案例二】

唐某，男，50 岁，因"烧伤致全身疼痛，皮肤灼伤 2h"入院。查体：神志清，双瞳孔等大，对光反射存在，面部及双上肢、小腿处焦黑，皮损处苍白，躯干及双侧大腿创面潮红，可见水疱，四肢关节僵硬，活动障碍。

作为烧伤科护士，请按隔离技术操作要求，穿隔离衣后实施各项护理措施。

【操作视频】

穿、脱隔离衣

【案例三】

张某，女，25 岁，因咳嗽、发热就诊。查体：T 38.2℃，P 100 次 / 分，R 22 次 / 分，BP 120/80mmHg，神清，精神可，浅表淋巴结未触及，咽部无红肿，双肺呼吸音清，未闻及干、湿性啰音。血常规：WBC 11.74×10^9/L。1 天前与确诊新冠肺炎病人接触。

现需着防护服为该病人进行新冠病毒核酸检测。

【操作视频】

穿、脱防护服

项目三十一　经鼻及口腔吸痰

吸痰技术是经口腔、鼻腔、人工气道将呼吸道的分泌物吸出，以保持呼吸道通畅的技术。吸痰技术用于危重病人、老年人、昏迷者及麻醉后病人，防止因咳嗽无力、咳嗽反射迟钝或会厌功能不全，导致痰液不能咳出或呕吐物吸入气管而发生吸入性肺炎或窒息；也用于窒息时的急救，如大咯血病人、溺水者等的急救。

操作目的

1. 清除呼吸道内过多的分泌物，保持呼吸道通畅，改善呼吸。
2. 预防相应并发症，如吸入性肺炎、肺不张等。

环境与用物

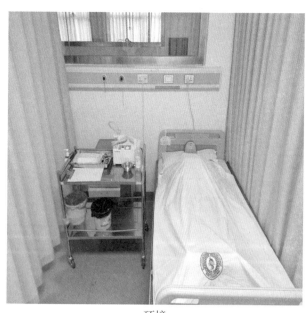

环境

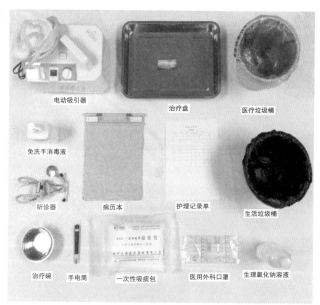

用物

操作流程图

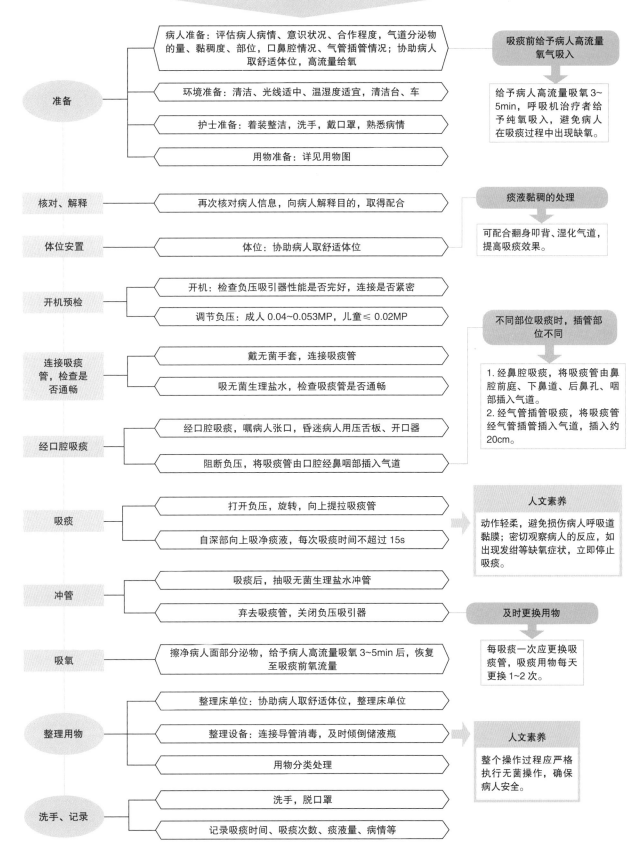

吸痰技术

准备
- 病人准备：评估病人病情、意识状况、合作程度，气道分泌物的量、黏稠度、部位，口鼻腔情况、气管插管情况；协助病人取舒适体位，高流量给氧
- 环境准备：清洁、光线适中、温湿度适宜，清洁台、车
- 护士准备：着装整洁，洗手，戴口罩，熟悉病情
- 用物准备：详见用物图

吸痰前给予病人高流量氧气吸入
给予病人高流量吸氧3~5min，呼吸机治疗者给予纯氧吸入，避免病人在吸痰过程中出现缺氧。

核对、解释
- 再次核对病人信息，向病人解释目的，取得配合

痰液黏稠的处理
可配合翻身叩背、湿化气道，提高吸痰效果。

体位安置
- 体位：协助病人取舒适体位

开机预检
- 开机：检查负压吸引器性能是否完好，连接是否紧密
- 调节负压：成人 0.04~0.053MP，儿童 ≤ 0.02MP

不同部位吸痰时，插管部位不同
1. 经鼻腔吸痰，将吸痰管由鼻腔前庭、下鼻道、后鼻孔、咽部插入气道。
2. 经气管插管吸痰，将吸痰管经气管插管插入气道，插入约20cm。

连接吸痰管，检查是否通畅
- 戴无菌手套，连接吸痰管
- 吸无菌生理盐水，检查吸痰管是否通畅

经口腔吸痰
- 经口腔吸痰，嘱病人张口，昏迷病人用压舌板、开口器
- 阻断负压，将吸痰管由口腔经鼻咽部插入气道

吸痰
- 打开负压，旋转，向上提拉吸痰管
- 自深部向上吸净痰液，每次吸痰时间不超过 15s

人文素养
动作轻柔，避免损伤病人呼吸道黏膜；密切观察病人的反应，如出现发绀等缺氧症状，立即停止吸痰。

冲管
- 吸痰后，抽吸无菌生理盐水冲管
- 弃去吸痰管，关闭负压吸引器

及时更换用物
每吸痰一次应更换吸痰管，吸痰用物每天更换1~2次。

吸氧
- 擦净病人面部分泌物，给予病人高流量吸氧3~5min 后，恢复至吸痰前氧流量

整理用物
- 整理床单位：协助病人取舒适体位，整理床单位
- 整理设备：连接导管消毒，及时倾倒储液瓶
- 用物分类处理

人文素养
整个操作过程应严格执行无菌操作，确保病人安全。

洗手、记录
- 洗手，脱口罩
- 记录吸痰时间、吸痰次数、痰液量、病情等

数字资源

【案例】

王某，患有慢性阻塞性肺疾病，意识清楚，因受凉，现咳嗽无力、痰多，喉头有大量痰液，两肺可闻及湿啰音。

医嘱：吸痰，立即执行。

【操作视频】

吸痰技术

项目三十二 气管切开护理

气管切开术是切开颈段气管，放入金属气管套管或硅胶套管，是解除喉源性呼吸困难、呼吸功能失常或下呼吸道分泌物潴留所致呼吸困难的常见手术。气管切开术后的常规护理措施包括：①更换内套管；②吸痰；③防止套管阻塞及脱管；④防止感染。

操作目的

1. 清除气道内分泌物，防止分泌物坠积。
2. 保持呼吸道通畅，减少气道阻力。
3. 防止分泌物干结、脱落而阻塞气道。
4. 留取痰标本，有利于痰液性质的观察和细菌培养。
5. 保持气管切开套管的清洁无菌，减少感染的发生。

环境与用物

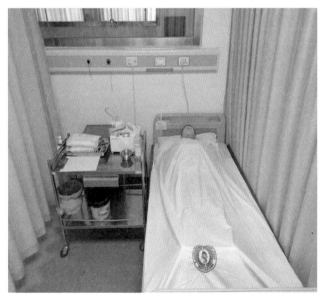

环境

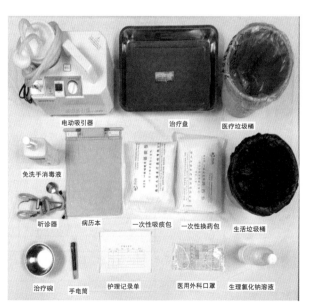

用物

操作流程图

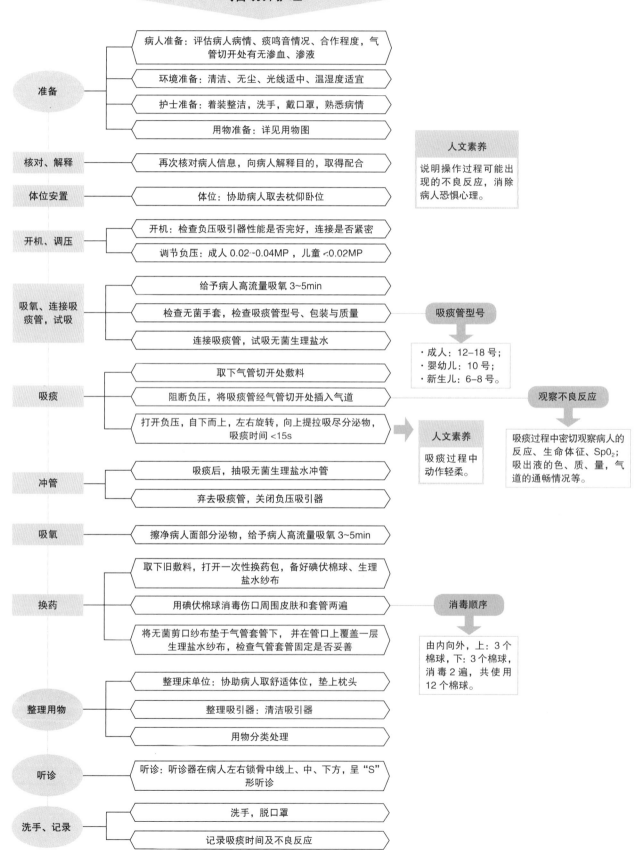

气管切开护理

准备
- 病人准备：评估病人病情、痰鸣音情况、合作程度，气管切开处有无渗血、渗液
- 环境准备：清洁、无尘、光线适中、温湿度适宜
- 护士准备：着装整洁，洗手，戴口罩，熟悉病情
- 用物准备：详见用物图

核对、解释
- 再次核对病人信息，向病人解释目的，取得配合

体位安置
- 体位：协助病人取去枕仰卧位

开机、调压
- 开机：检查负压吸引器性能是否完好，连接是否紧密
- 调节负压：成人 0.02~0.04MP，儿童 <0.02MP

吸氧、连接吸痰管，试吸
- 给予病人高流量吸氧 3~5min
- 检查无菌手套，检查吸痰管型号、包装与质量
- 连接吸痰管，试吸无菌生理盐水

吸痰
- 取下气管切开处敷料
- 阻断负压，将吸痰管经气管切开处插入气道
- 打开负压，自下而上，左右旋转，向上提拉吸尽分泌物，吸痰时间 <15s

冲管
- 吸痰后，抽吸无菌生理盐水冲管
- 弃去吸痰管，关闭负压吸引器

吸氧
- 擦净病人面部分泌物，给予病人高流量吸氧 3~5min

换药
- 取下旧敷料，打开一次性换药包，备好碘伏棉球、生理盐水纱布
- 用碘伏棉球消毒伤口周围皮肤和套管两遍
- 将无菌剪口纱布垫于气管套管下，并在管口上覆盖一层生理盐水纱布，检查气管套管固定是否妥善

整理用物
- 整理床单位：协助病人取舒适体位，垫上枕头
- 整理吸引器：清洁吸引器
- 用物分类处理

听诊
- 听诊：听诊器在病人左右锁骨中线上、中、下方，呈 "S" 形听诊

洗手、记录
- 洗手，脱口罩
- 记录吸痰时间及不良反应

人文素养
说明操作过程可能出现的不良反应，消除病人恐惧心理。

吸痰管型号
- 成人：12-18 号；
- 婴幼儿：10 号；
- 新生儿：6-8 号。

观察不良反应
吸痰过程中密切观察病人的反应、生命体征、SpO₂；吸出液的色、质、量，气道的通畅情况等。

人文素养
吸痰过程中动作轻柔。

消毒顺序
由内向外，上：3 个棉球，下：3 个棉球，消毒 2 遍，共使用 12 个棉球。

数字资源

【案例】

　　某病人因"反复咳嗽、咳痰、活动后气促 30 年余，加重 3 天"入院，入院时经气管切开接人工鼻低流量给氧，入院后给予抗感染、化痰、平喘、吸痰等对症支持治疗。现病人继续经气管切开接人工鼻低流量给氧，固定良好，气切处无红肿及渗血，有少量渗液。

　　医嘱：经气切处吸痰及换药，每日 3 次。

【操作视频】

气管切开护理